脳トレ100題

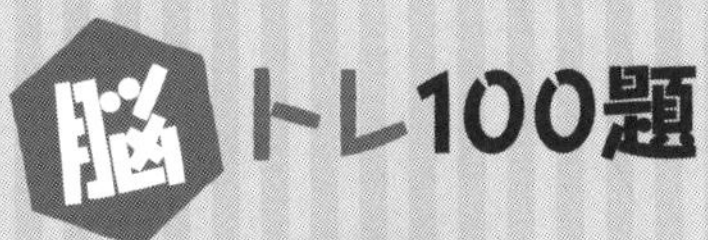

博多にわか

博多にわか爆笑会
中村春菊

Parade Books

作監修　博多にわか爆笑会（中村春菊）

季節

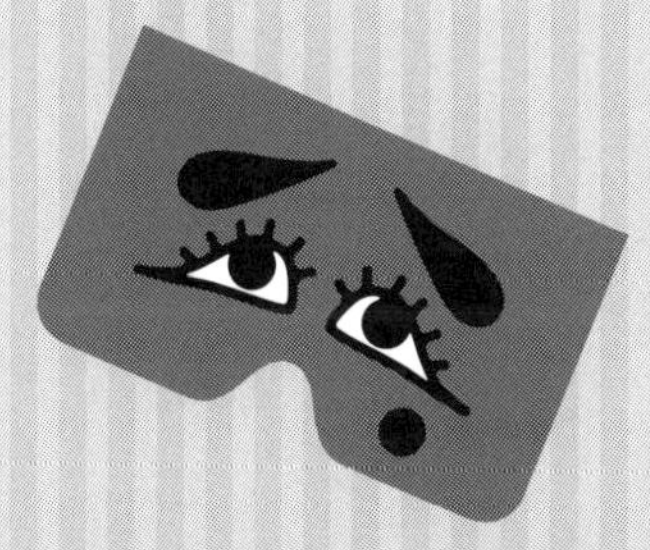

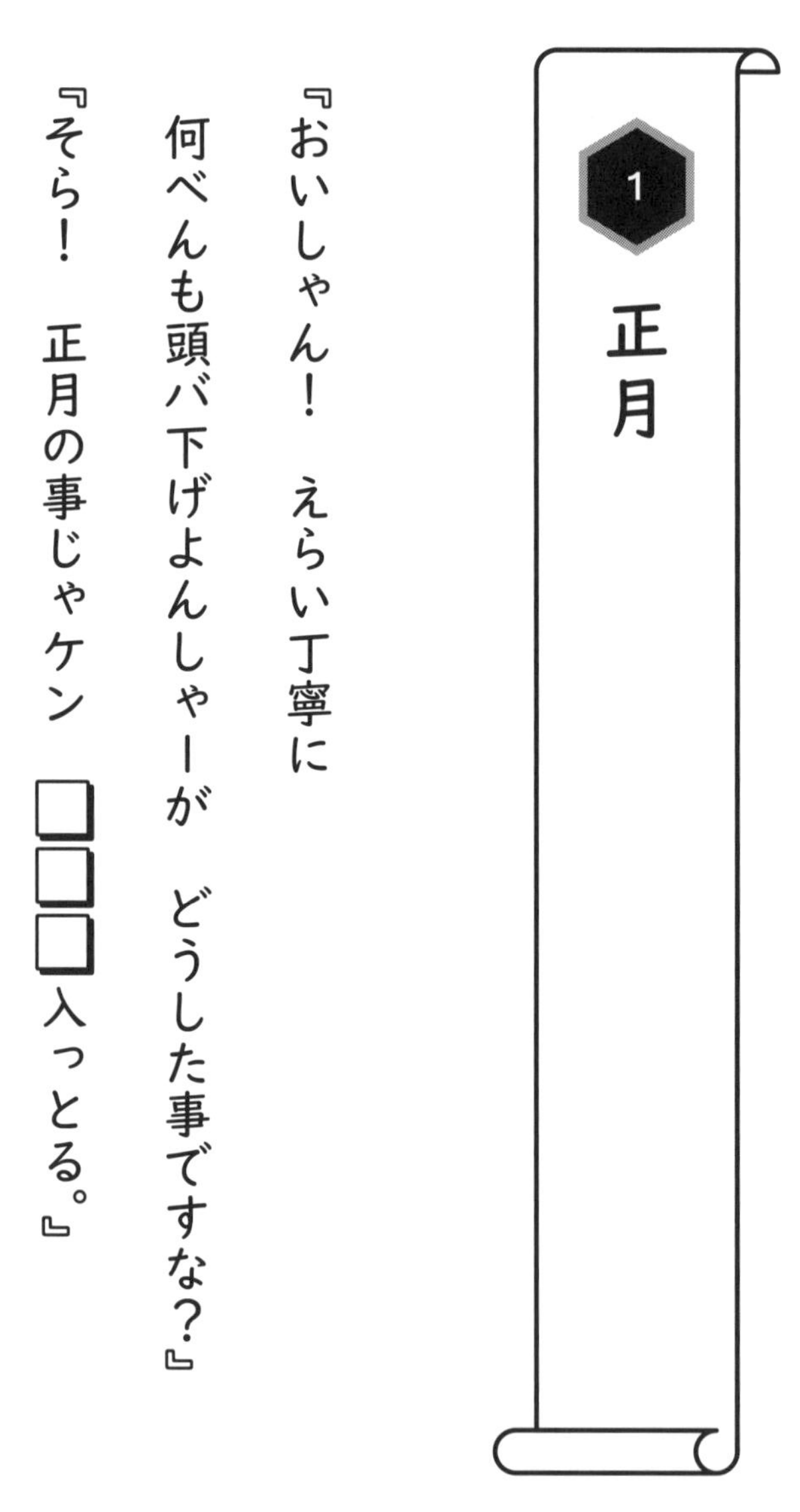

1 正月

『おいしゃん！　えらい丁寧に
何べんも頭バ下げよんしゃーが　どうした事ですな？』
『そら！　正月の事じゃケン　□□□入っとる。』

※□の中はカナ一文字です

2

ボウリング

『あたきゃー　正月早々　ボウリングぃ行ってきたやな。』
『へー　ボウリングぃ　成績はどげんやったたな？』
『そら　正月早々じゃケン　ボールは　溝ぃ□□□□！』

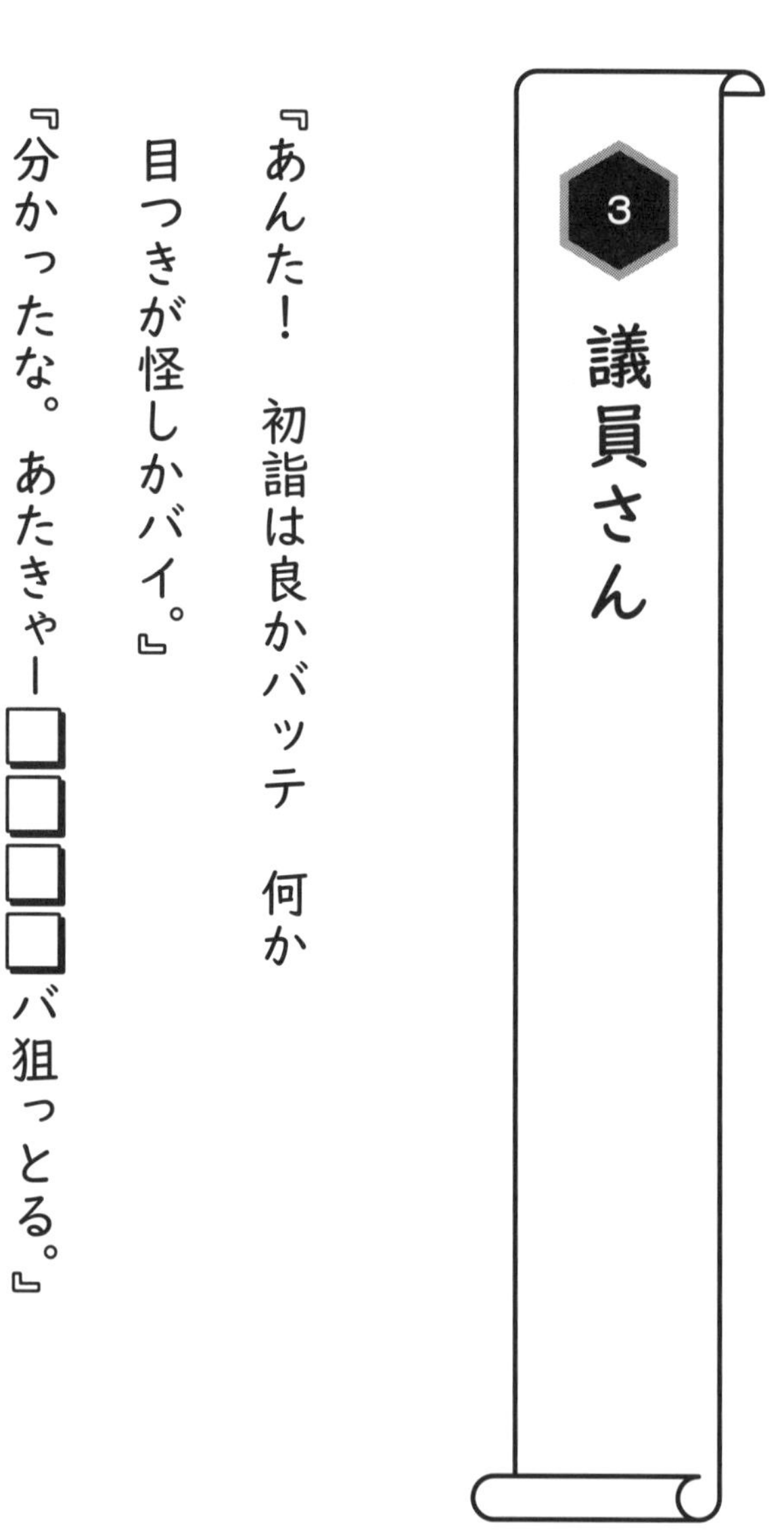

3 議員さん

『あんた！　初詣は良かバッテ　何か目つきが怪しかバイ。』

『分かったな。　あたきゃー□□□□バ狙っとる。』

1の答え▶ ネ ン ガ

念が（年賀）

4 動物園

『餅が　余っとうケン
動物にも正月気分バ味わってもらおう。
どの動物が良かろーか？』
『そら！　正月じゃケン　□□□。』

2 の答え ▶ ガンタン
ガッタン（元旦）

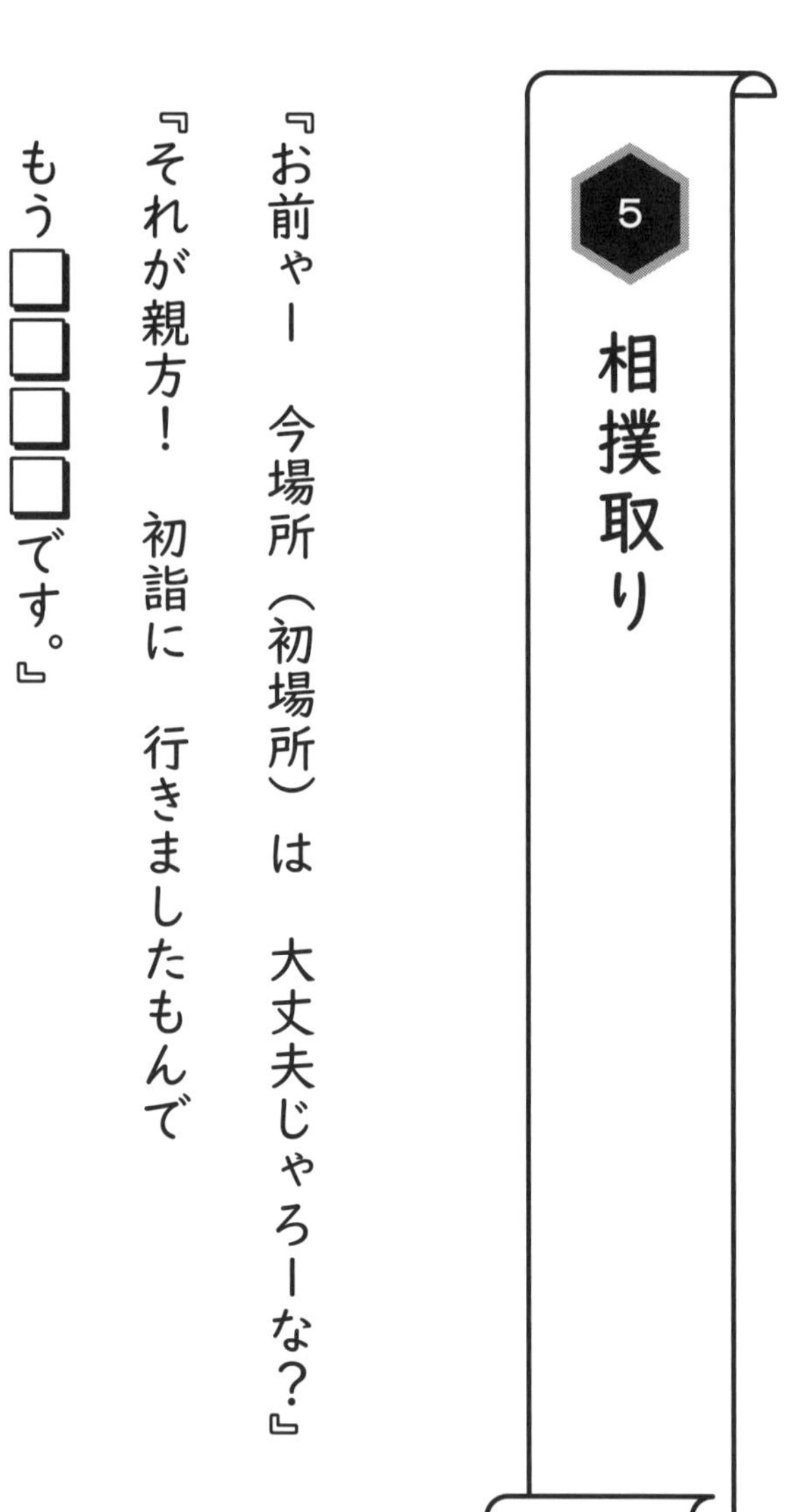

『お前ゃー　今場所（初場所）は　大丈夫じゃろーな？』
『それが親方！　初詣に　行きましたもんで
もう□□□□です。』

3の答え ▶ サイセン
再選（賽銭）

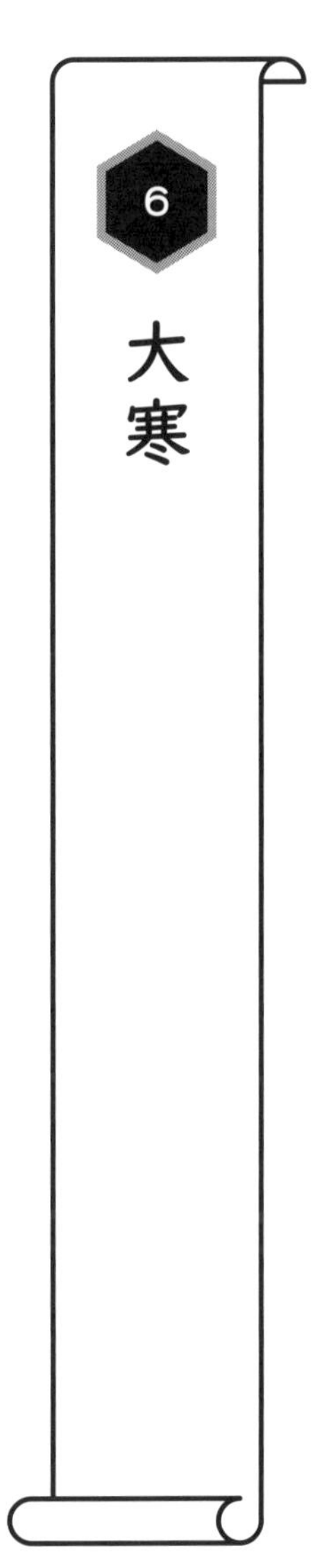

『あんた　今から銀行ィ借金に行くゲナが

今日は止めときない。』

『ナシな？』

『そらー今日はメチャクチャ寒かケン□□□□□。』

4 の答え ゾウニ

象に（雑煮）

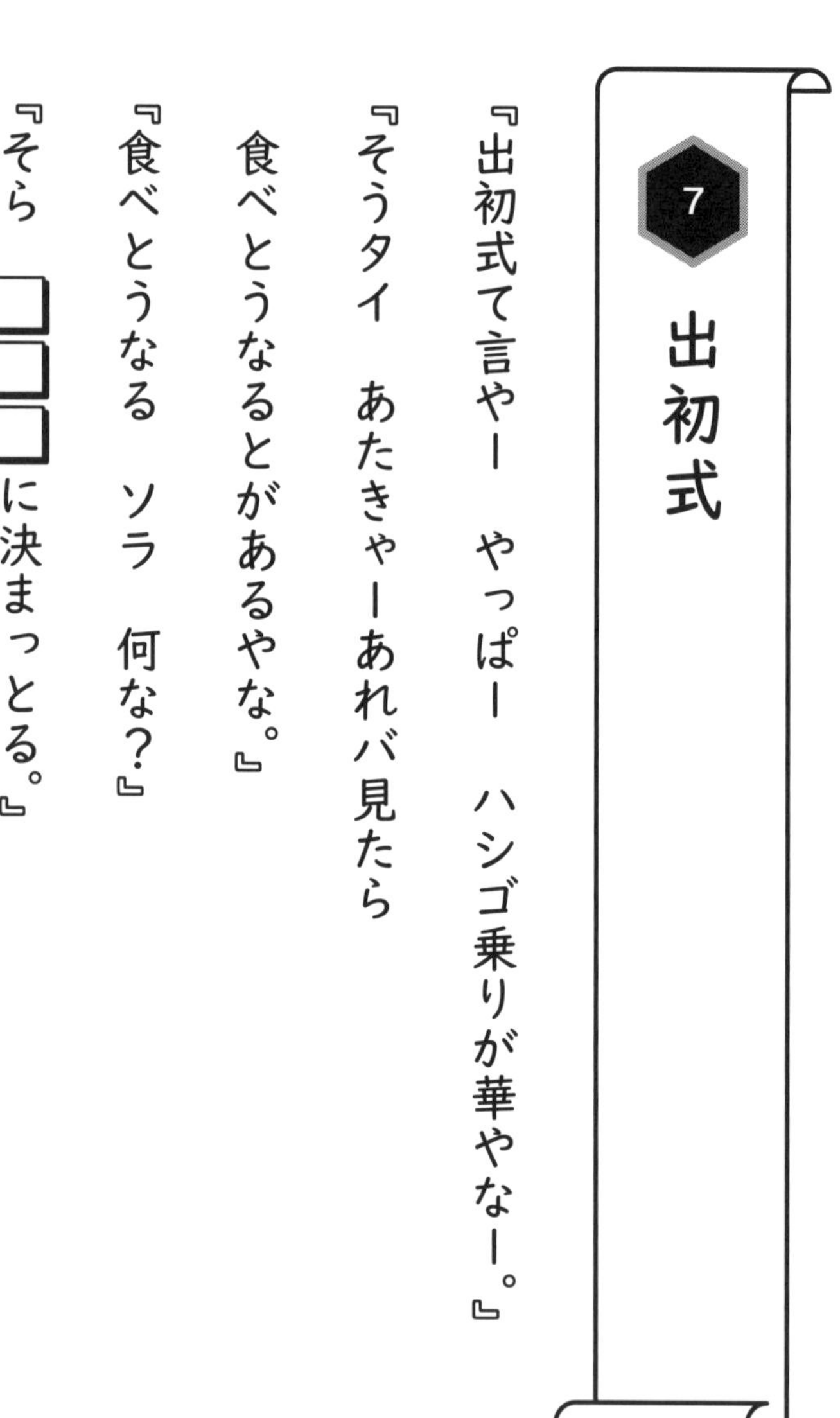

7 出初式

『出初式て言やー　やっぱー　ハシゴ乗りが華やなー。』
『そうタイ　あたきゃーあればい見たら
食べとうなるとがあるやな。』
『食べとうなる　ソラ　何な？』
『そら□□□に決まっとる。』

5 の答え ▶ サ ン パ イ
三敗（参拝）

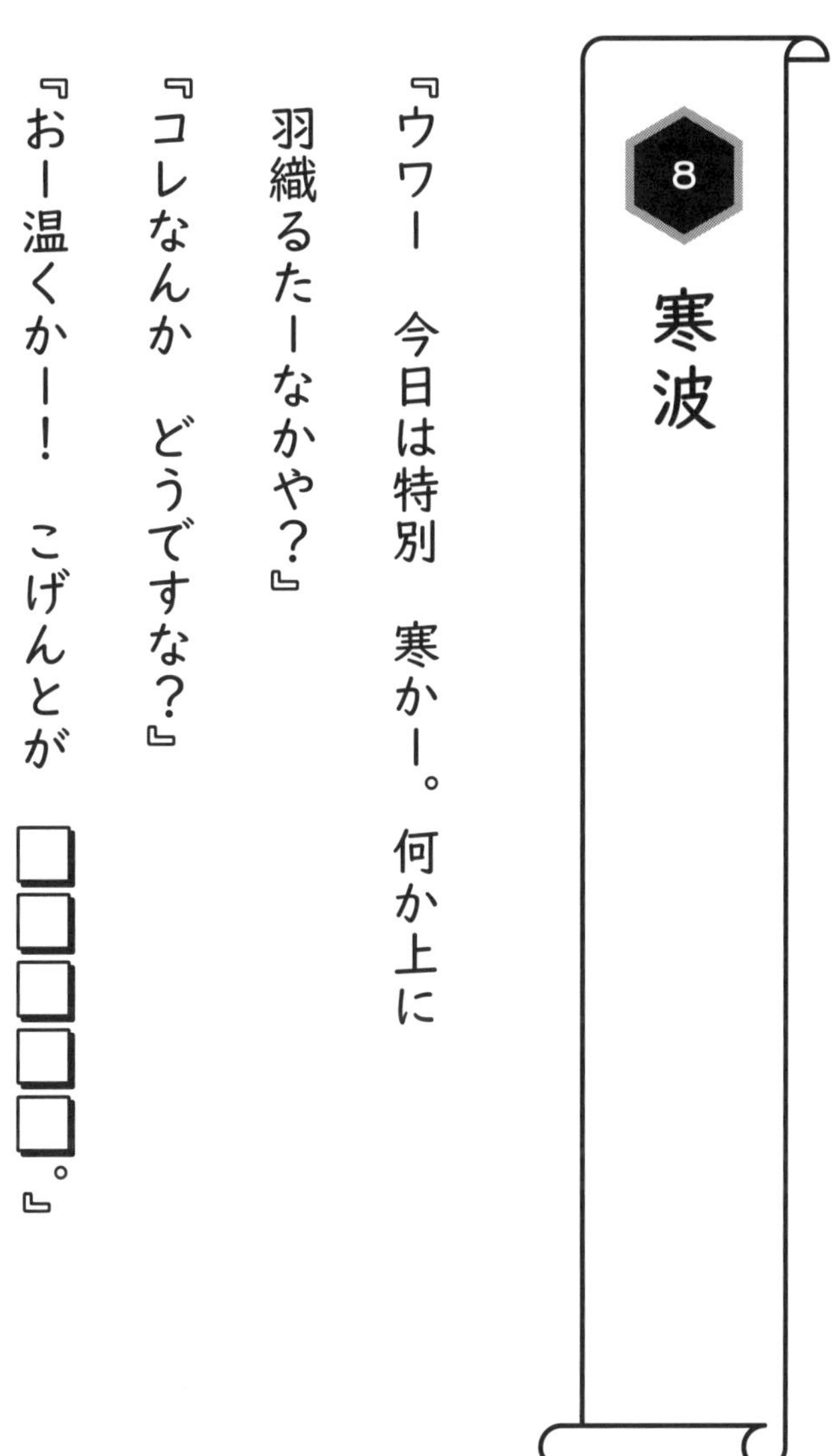

8 寒波

『ウワー　今日は特別　寒かー。何か上に
羽織るたーなかや？』

『コレなんか　どうですな？』

『おー温くかー！　こげんとが□□□□□。』

6 の答え ▶ コ ウ リ ツ ク
高利付く（凍り付く）

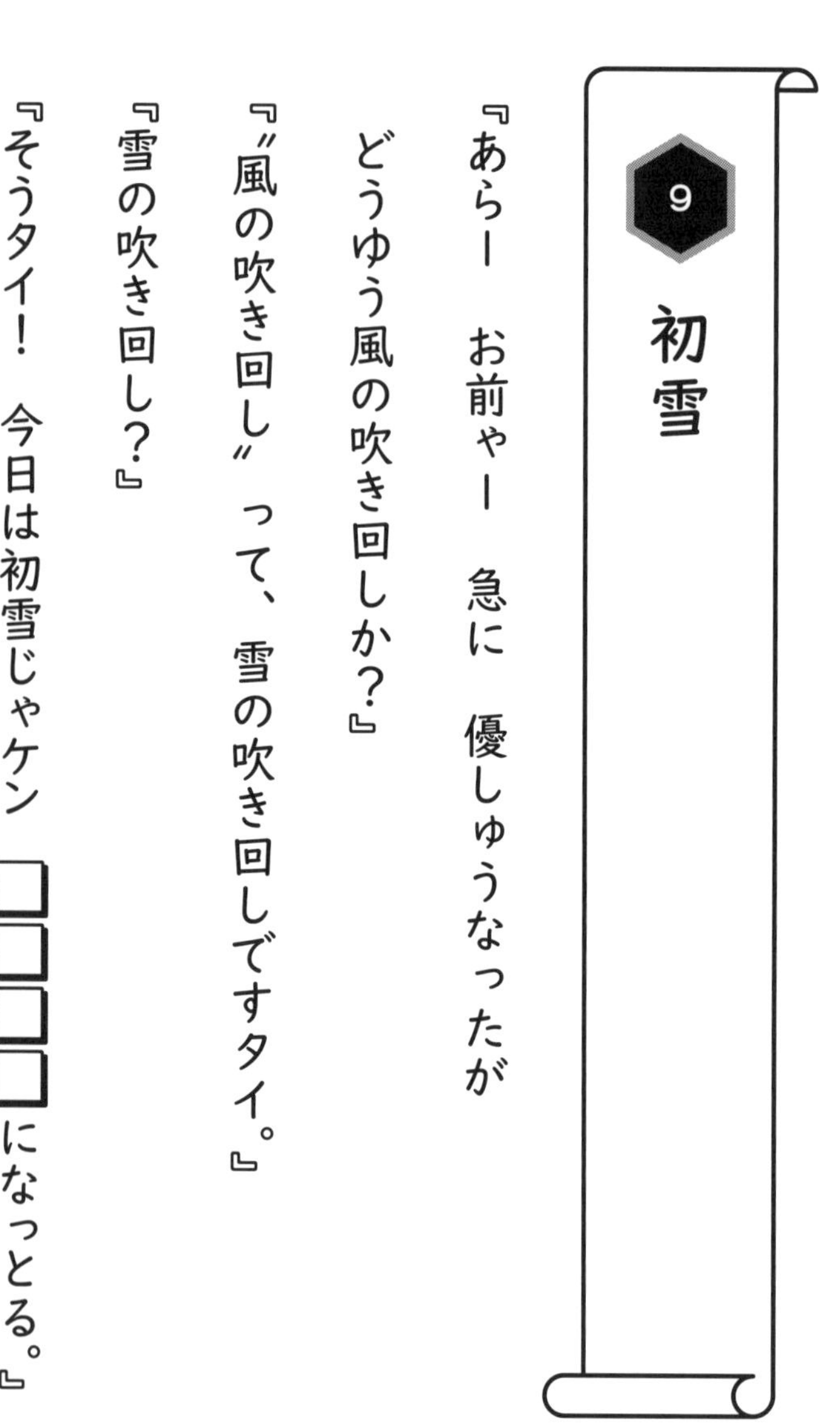

『あらー　お前ゃー　急に　優しゅうなったが
どうゆう風の吹き回しか？』
『〝風の吹き回し〟って、雪の吹き回しですタイ。』
『雪の吹き回し？』
『そうタイ！　今日は初雪じゃケン　□□□□になっとる。』

7 の答え▶ カ レ ー
カレー（華麗）

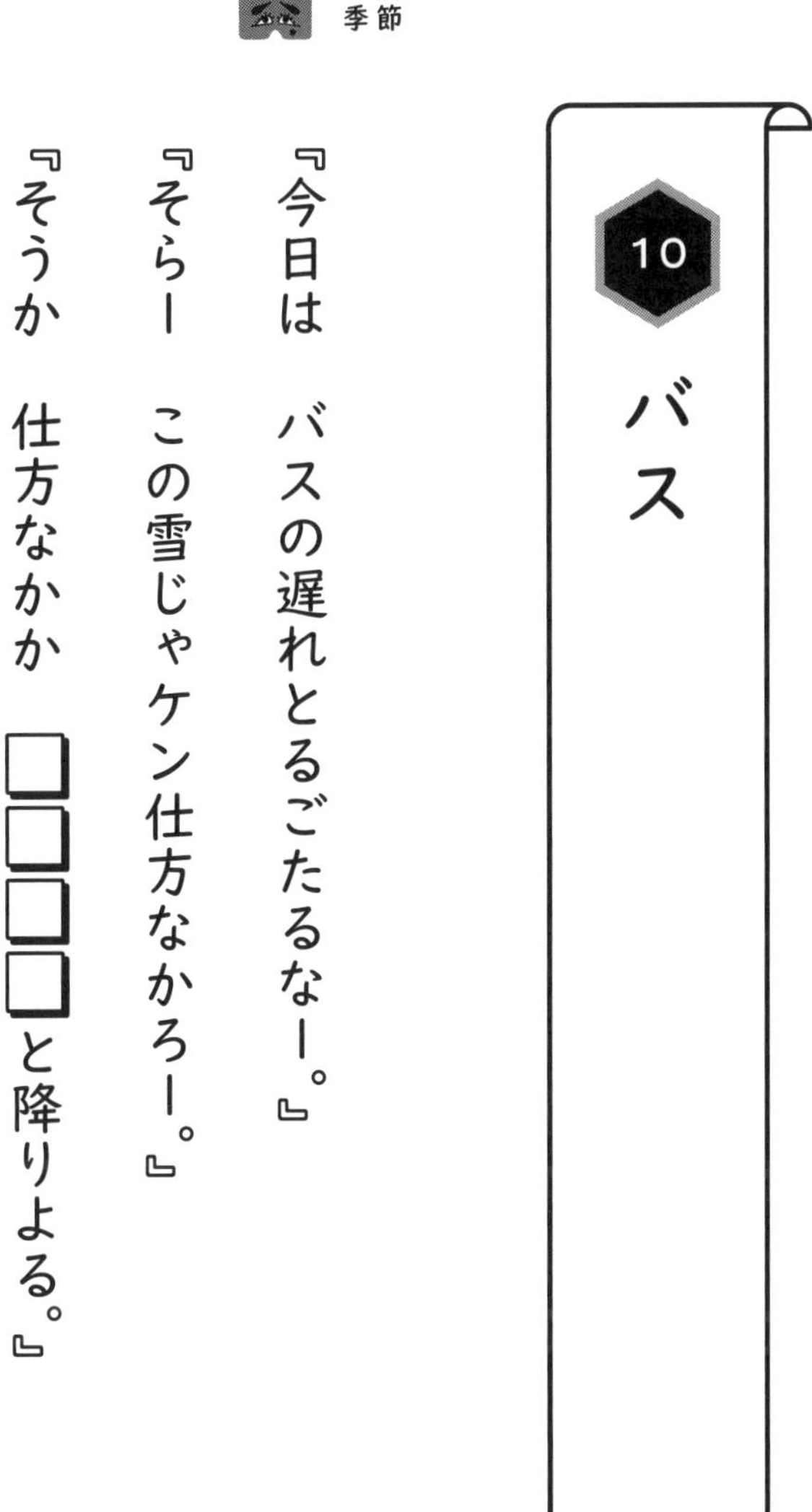

10 バス

『今日は　バスの遅れとるごたるなー。』
『そらー　この雪じゃケン仕方なかろー。』
『そうか　仕方なかか　□□□□と降りよる。』

8の答え ▶ アッタカイ
暖かい（有ったかい）

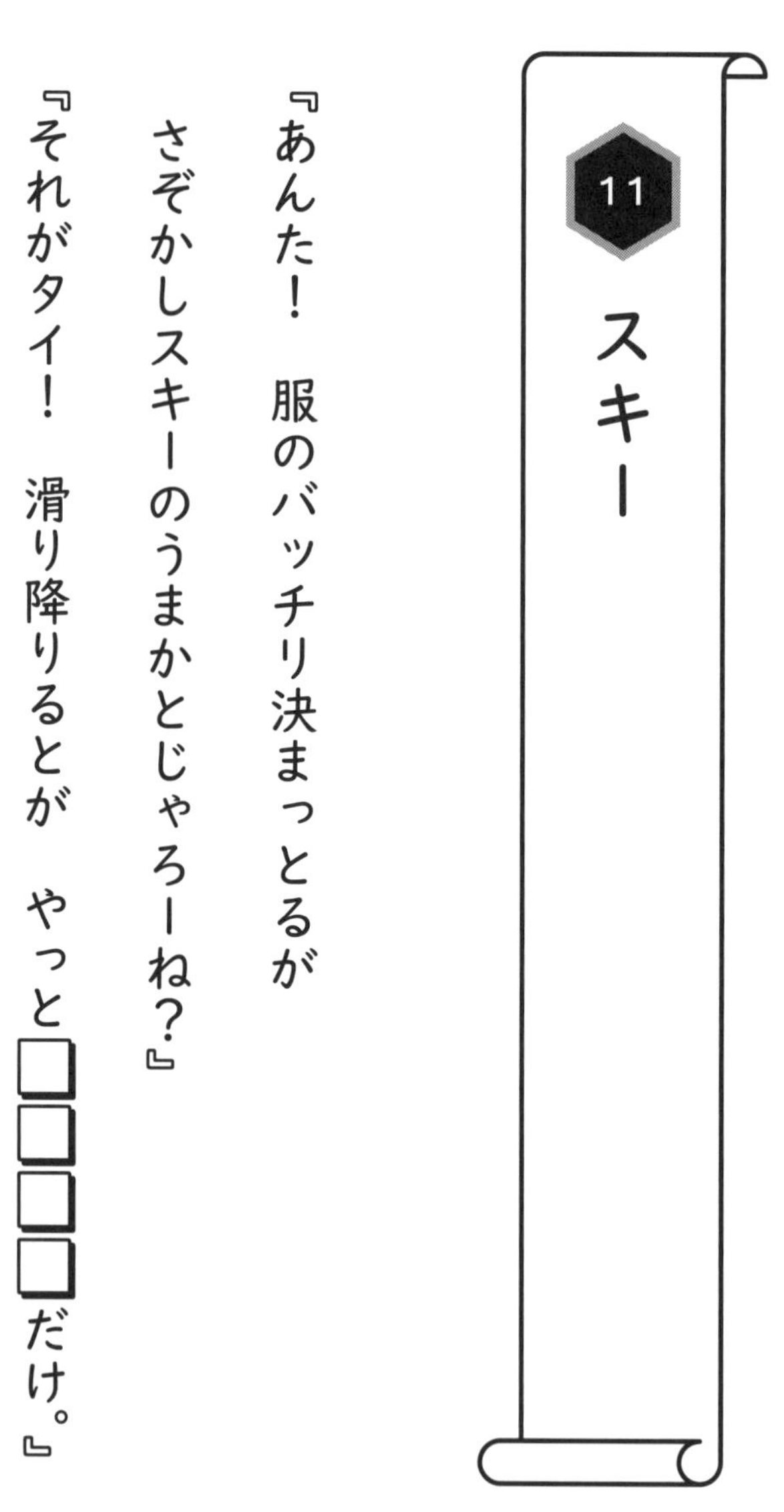

『あんた！　服のバッチリ決まっとるが
さぞかしスキーのうまかとじゃろーね？』
『それがタイ！　滑り降りるとが　やっと□□□□だけ。』

9 の答え▶ シンセツ
親切（新雪）

12

恵方巻

『恵方巻やなかバッテ　バナナも食べる方角があるげなバイ。』
『へー方角が　東西南北な？』
『イヤ　東西南北やノーテ　地形が関係しとる。』
『へー地形が　山とか海とか？』
『そうタイ！　□□□□□□食べる。』

10 の答え ▶ コ ン コ ン
コンコン（来ん来ん）

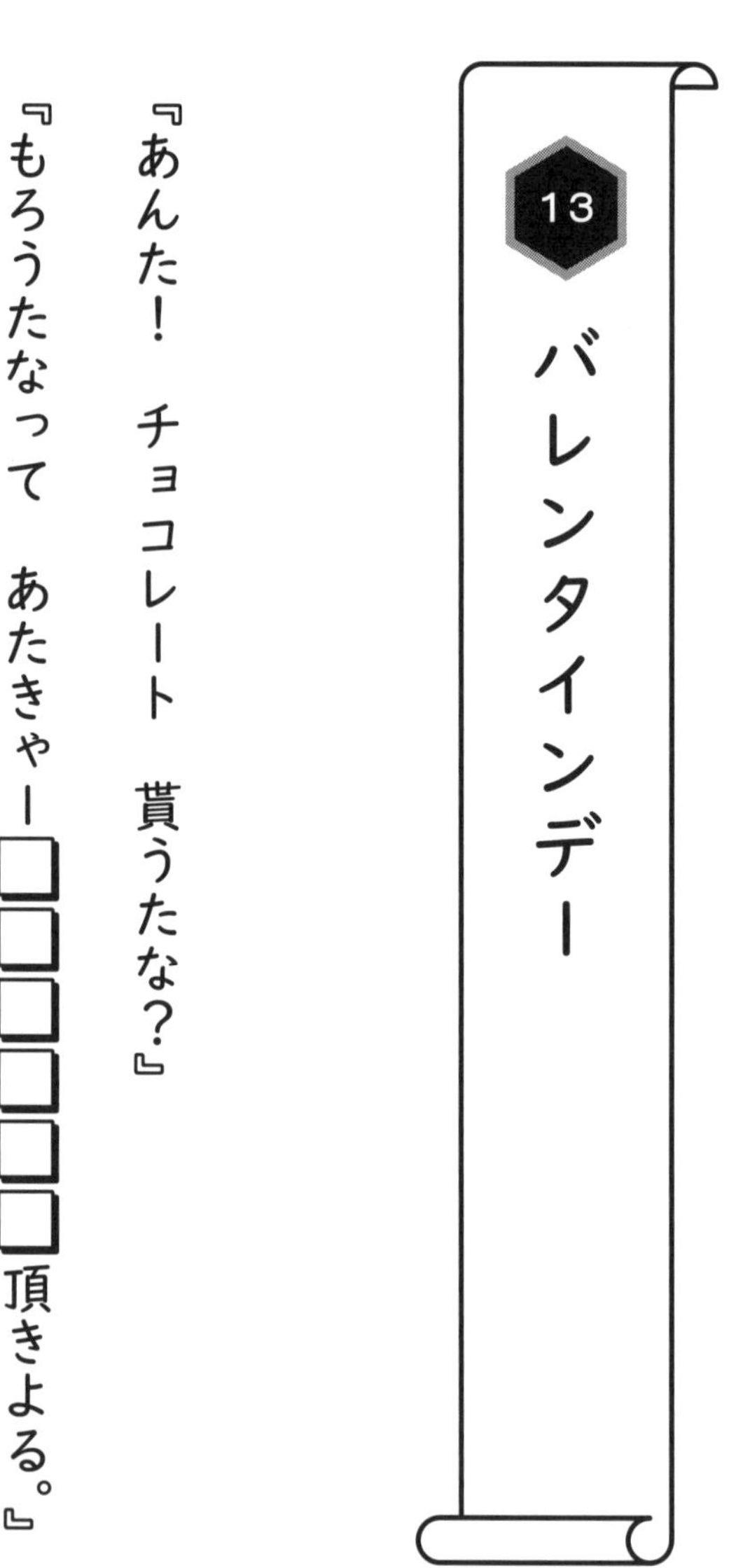

『あんた！　チョコレート　貰うたな？』
『もろうたなって　あたきゃー□□□□□□頂きよる。』

11の答え▶ カ ッ コ ウ
格好（滑降）

14

食品配送車

『この前の大雪　チェーンの切れて立ち往生
おおごとやった。』
『それで　積んどった食品はどうやったな？』
『そら　チェーンの切れた事じゃケン　□□□□□□□。』

12の答え▶ カ ワ バ ム イ テ
河バ向いて（皮バ剥いて）

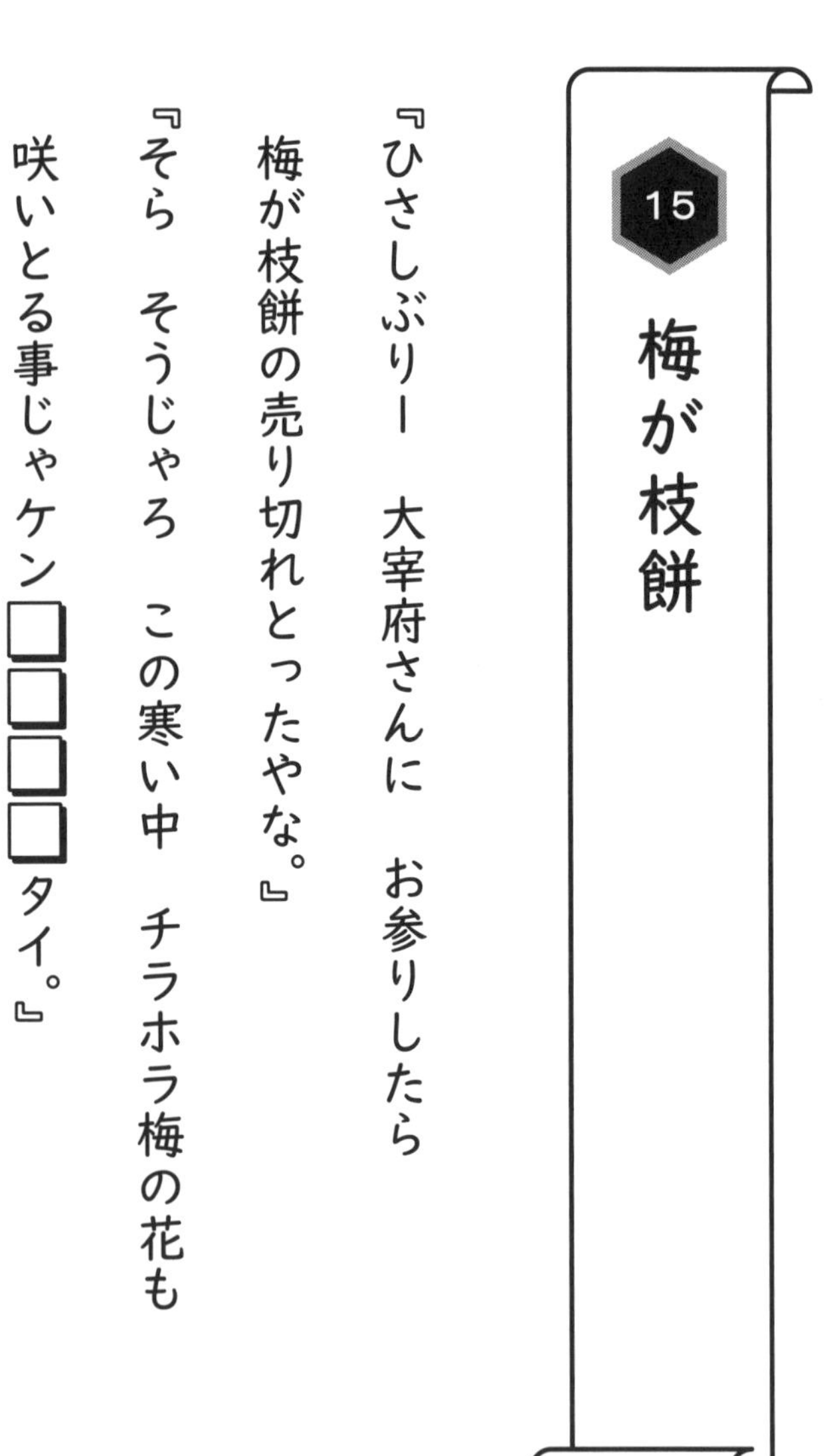

15

梅が枝餅

『ひさしぶりー　大宰府さんに　お参りしたら
梅が枝餅の売り切れとったやな。』

『そら　そうじゃろ　この寒い中　チラホラ梅の花も
咲いとる事じゃやケン□□□□タイ。』

13 の答え ▶ チ ョ コ チ ョ コ

ちょこちょこ（チョコチョコ）

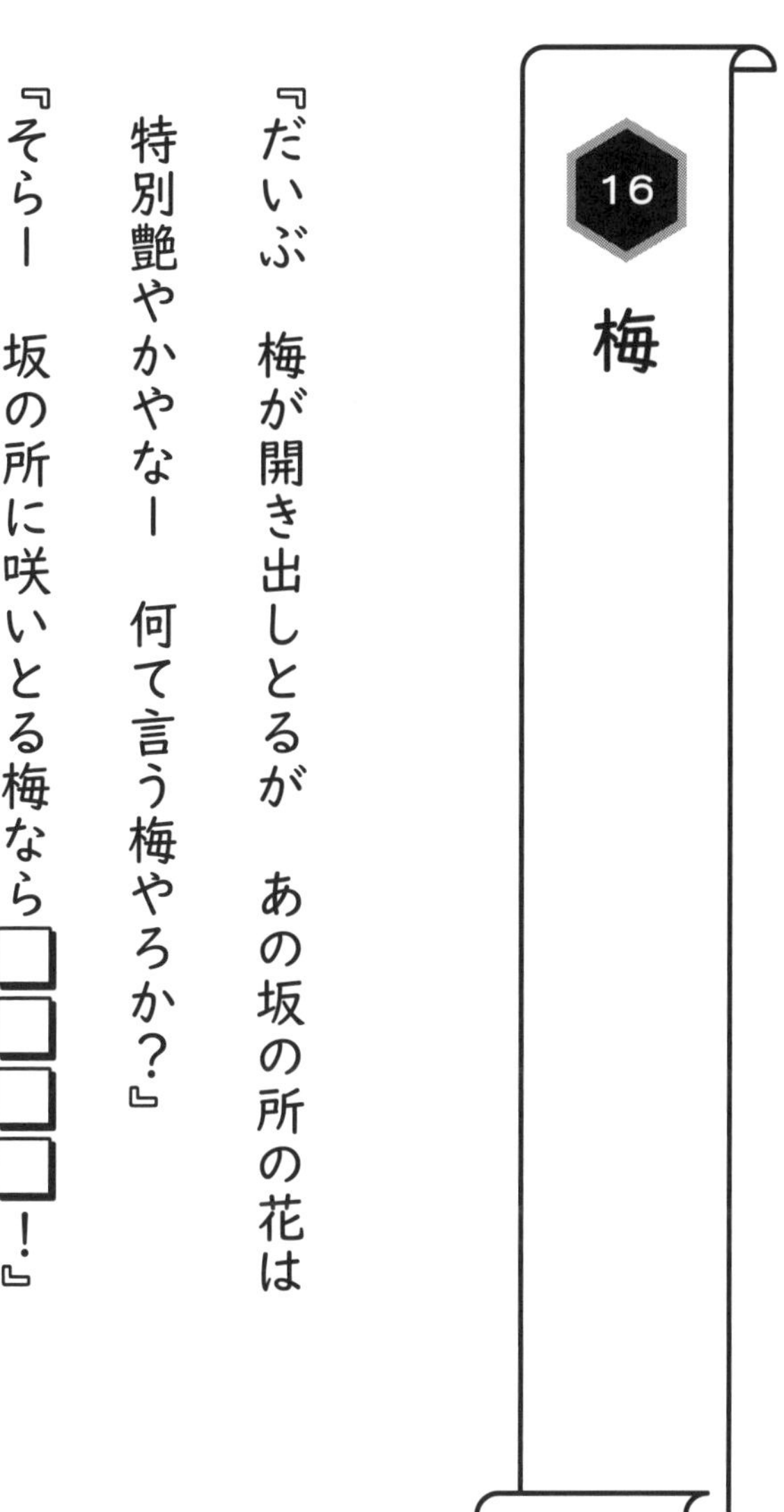

16 梅

『だいぶ　梅が開き出しとるが　あの坂の所の花は
特別艶やかやなー　何て言う梅やろか？』

『そらー　坂の所に咲いとる梅なら□□□□！』

14の答え ▶ クサリキットル
腐りきっとる（鎖切っとる）

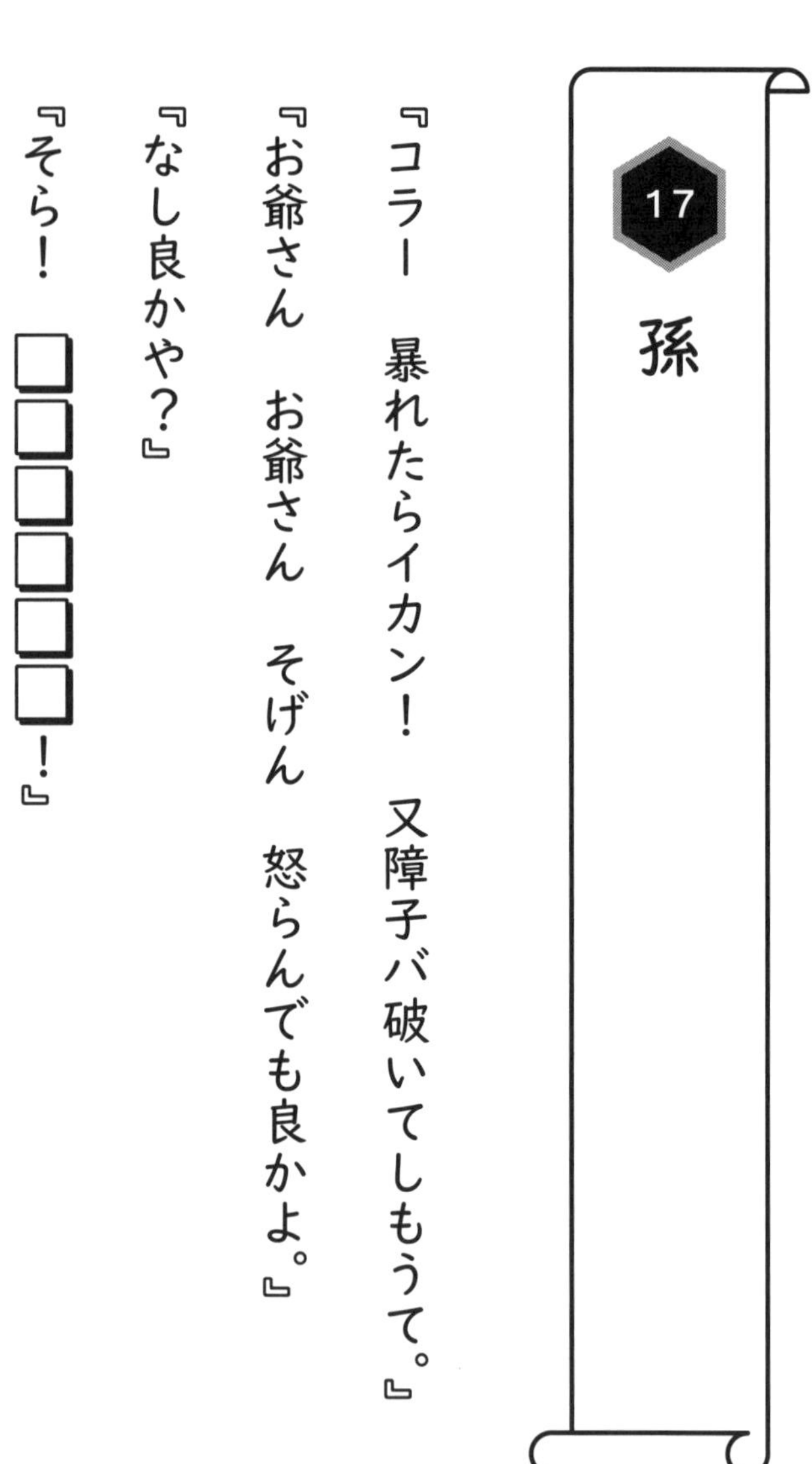

『コラー　暴れたらイカン！　又障子バ破いてしもうて。』
『お爺さん　お爺さん　そげん　怒らんでも良かよ。』
『なし良かや？』
『そら！　□□□□□□！』

15の答え▶カンバイ
完売（寒梅）

18 花見

『まーだ　桜はチラホラしか　咲いとらんとい
もう騒ぎよるとが居るバイ。』
『あらー何か　おらびよるごたるが　何て言いよるな？』
『早う□□□□て！』

16の答え ▶ コウバイ
紅梅（勾配）

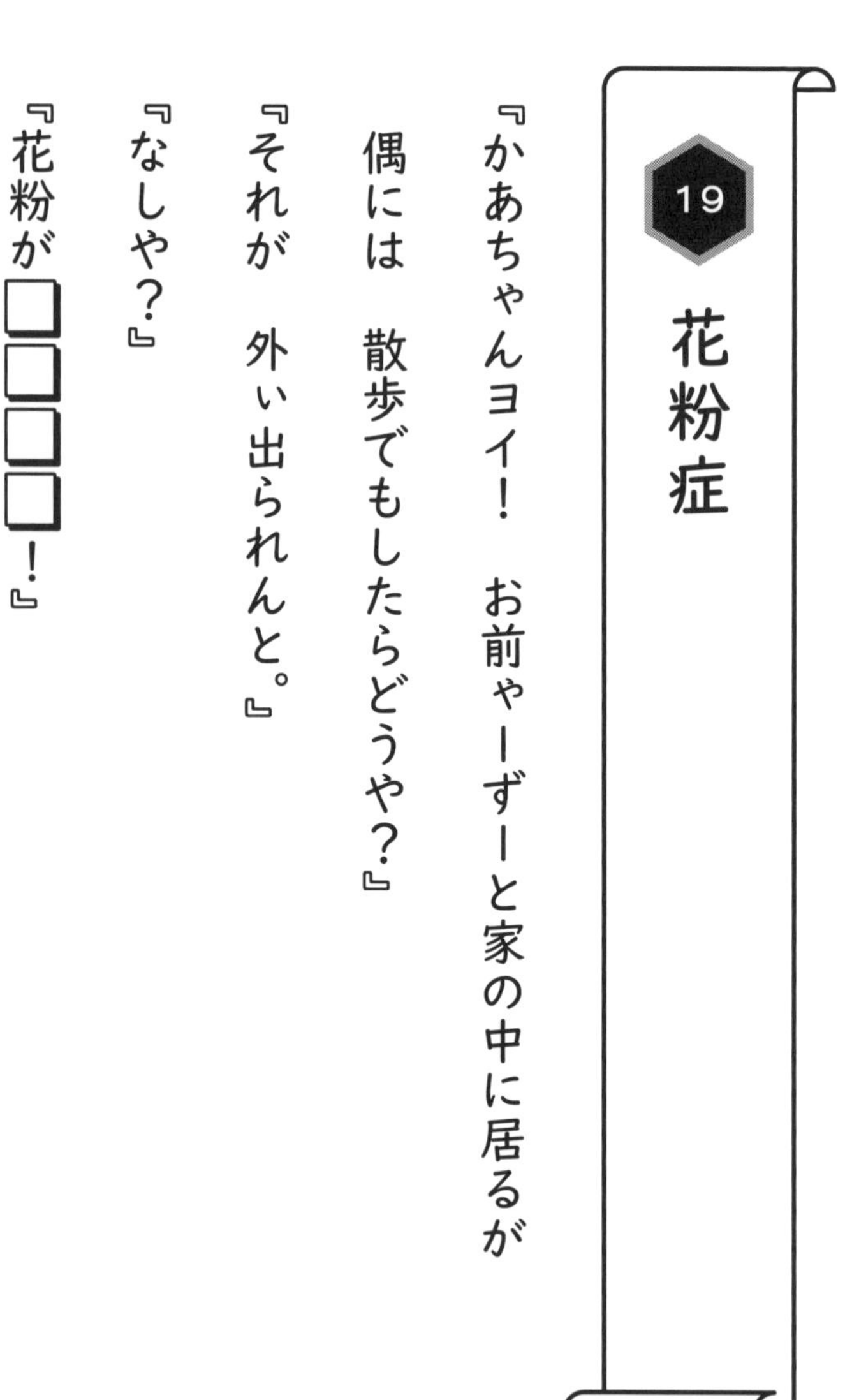

19 花粉症

『かあちゃんヨイ！　お前ゃーずーと家の中に居るが
偶には　散歩でもしたらどうや？』

『それが　外ぃ出られんと。』

『なしや？』

『花粉が□□□□！』

17 の答え ▶ モ ウ ス グ ハ ル
もうすぐ貼る（もうすぐ春）

20

ゴールデンウイーク

『あんた　どっかい　出かくる計画でも有るな？』
『それがタイ　計画は有るとバッテ
あっちこっち調べよるが　泊まるホテルが
予約の一杯で　見つからん。』
『ほーそら　出かくる前から□□□□□タイ。』

18の答え▶サケサケ
酒酒（咲け咲け）

21

博多どんたく（夫婦）

『あんた　今年のどんたくは　出るとな？』

『出るクサ　毎年□□□□と出よる。』

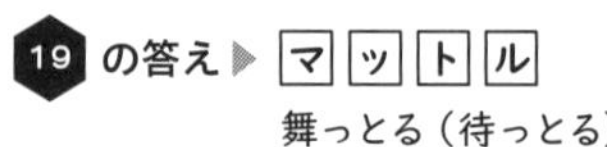

19の答え▶ マ ッ ト ル

舞っとる（待っとる）

22 母の日

『ばあちゃんに　カーネーションば送ろーと思いよるが
どうやろか？』
『カーネーションは　あんまり喜こばん
こっちにしなさい。』
『そうか　やっぱり　□□□□□！』

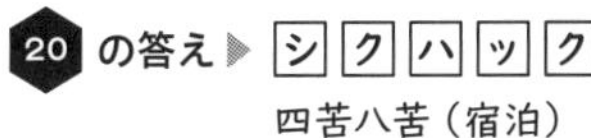
20の答え▶シクハック
四苦八苦（宿泊）

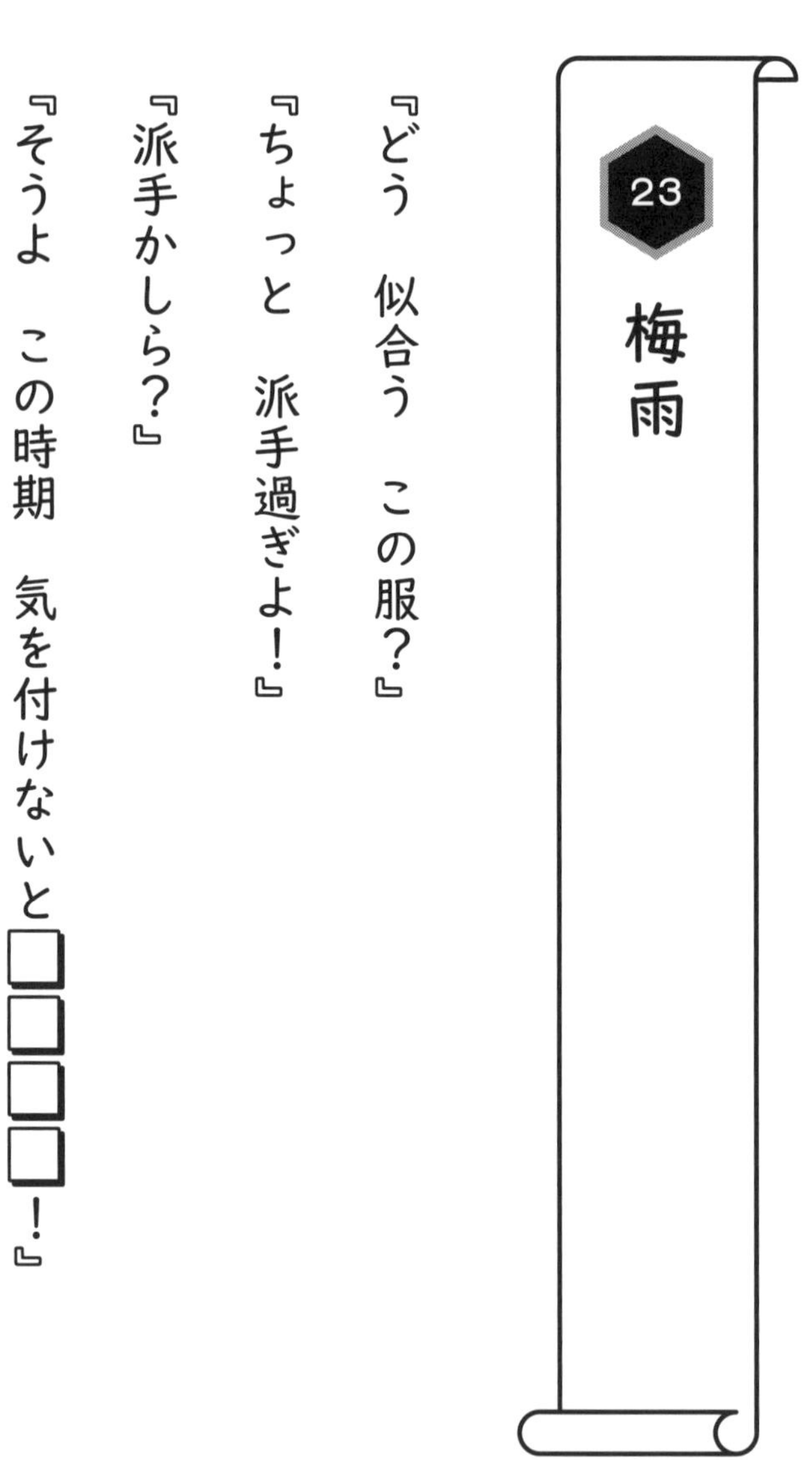

『どう　似合う　この服？』
『ちょっと　派手過ぎよ！』
『派手かしら？』
『そうよ　この時期　気を付けないと□□□□！』

21の答え▶カカサン
欠かさん（カカさん）

24 梅雨

『あらー　今日の味噌汁　エライ具の少なかが　ナシや？』

『そら　天気バ見てんなっせ　きょうも晴れ
明日も晴れ　いっちょん　雨の降らんケン
家も今日から□□□□タイ！』

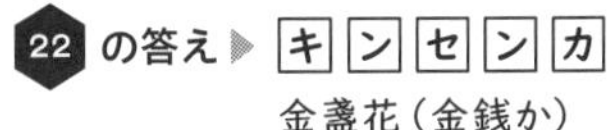

金盞花（金銭か）

25

父の日

『娘から宅配便が　届いとりますが　何か聞いてます？』
『俺宛てに　何か送るて言いよったがなー。開けてみー。』
『あらー　ブラジャーが入っとりますが。』
『ホー　ちゃーんと□□□□になっとる。』

23の答え▶ カ ビ ニ ハ
華美には（カビには）

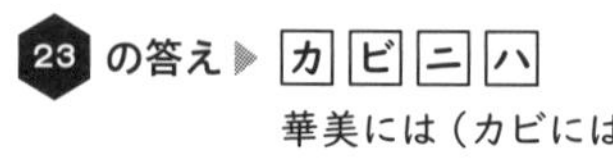

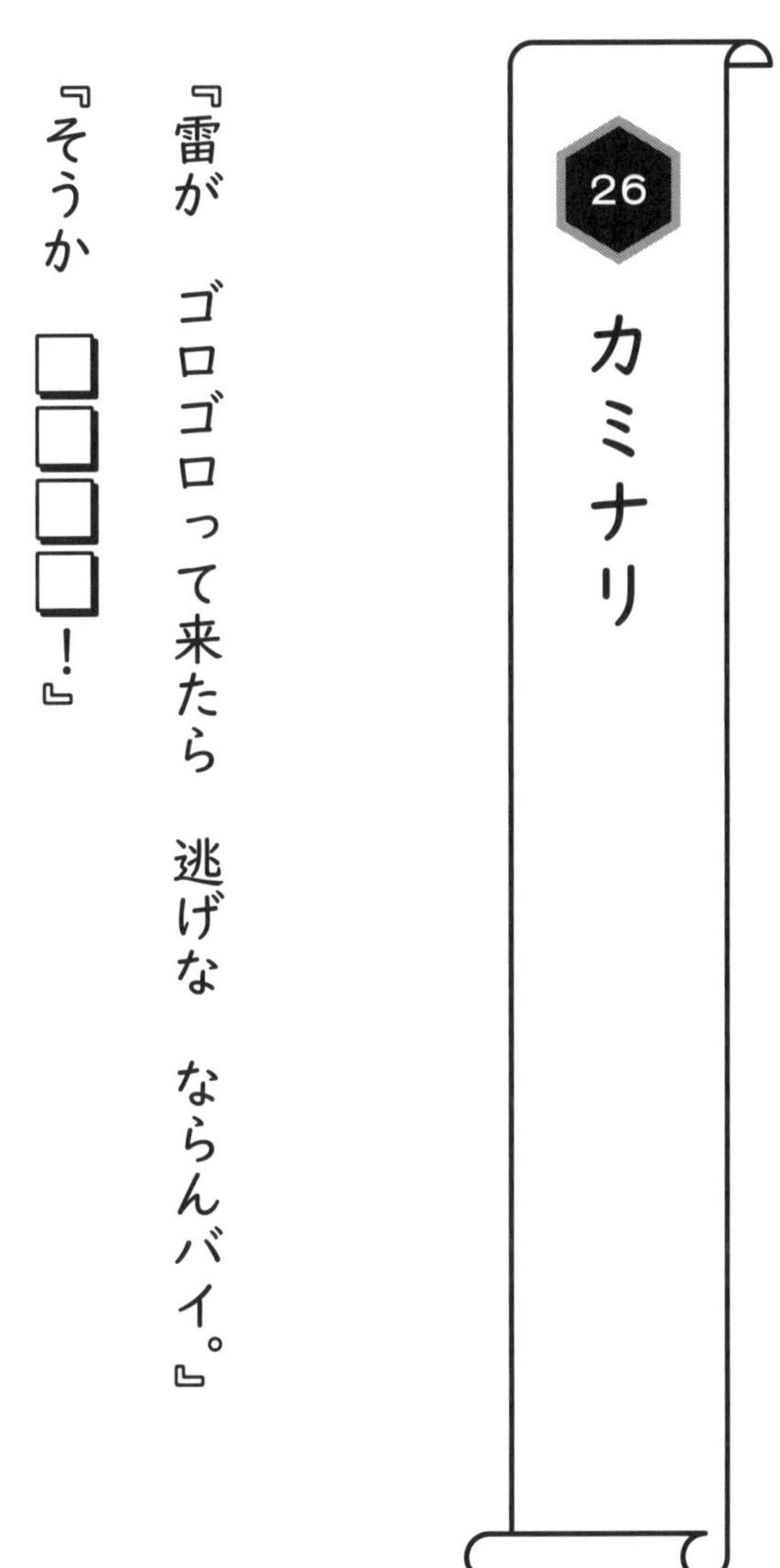

26

カミナリ

『雷が　ゴロゴロって来たら　逃げな　ならんバイ。』

『そうか　□□□□！』

24 の答え ▶ カ ラ ツ ユ
空汁（空梅雨）

27

博多山笠

『お寺の前で山の動き様とバ見たら　感動したやな。』

『感動したな。どげな風にな？』

『そら　お寺のまえじゃケン□□□！』

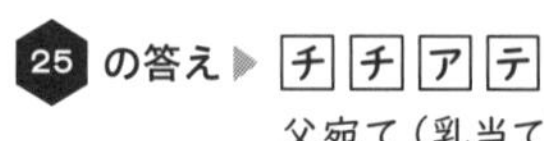

25の答え▶チチアテ

父宛て（乳当て）

28

山笠写真

『山笠の良か写真が　撮れたケン
友達ぃ送ろうと思いよるが　スマホで良かろーか？』
『そら！　□□□□が良か。』

26の答え▶ナルホド
成程（鳴るほど）

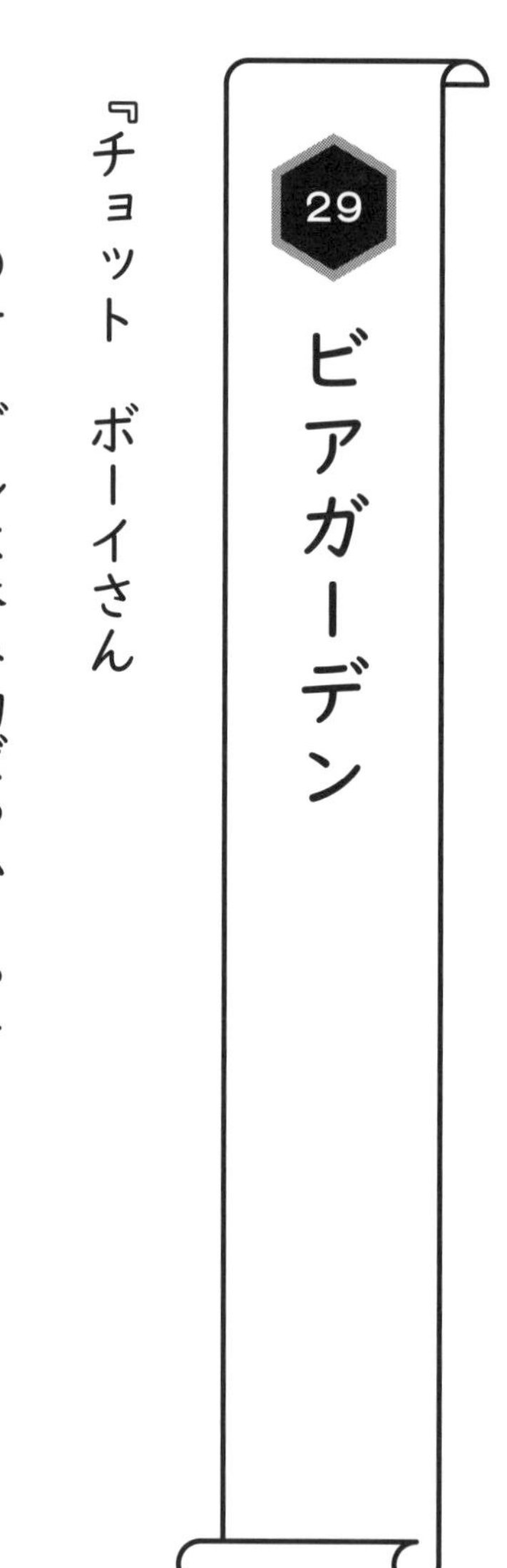

29 ビアガーデン

『チョット　ボーイさん
ここのテーブルは呑み助ばっかりやけ
どーもジョッキじゃ　間に合わんごたる。』
『どうしましょうか？』
『□□□□持ってきない。』

27の答え▶ジ イ ン
ジーン（寺院）

30

浴衣

『娘に　浴衣バ
買うちゃろーと思いよるが合織で良かろうか？』
『あたしゃー　麻の浴衣が　良かろーと思いますが。』
『お客さん　お客さん！　そらー□□□が良か。』

28の答え ユウソウ
郵送（勇壮）

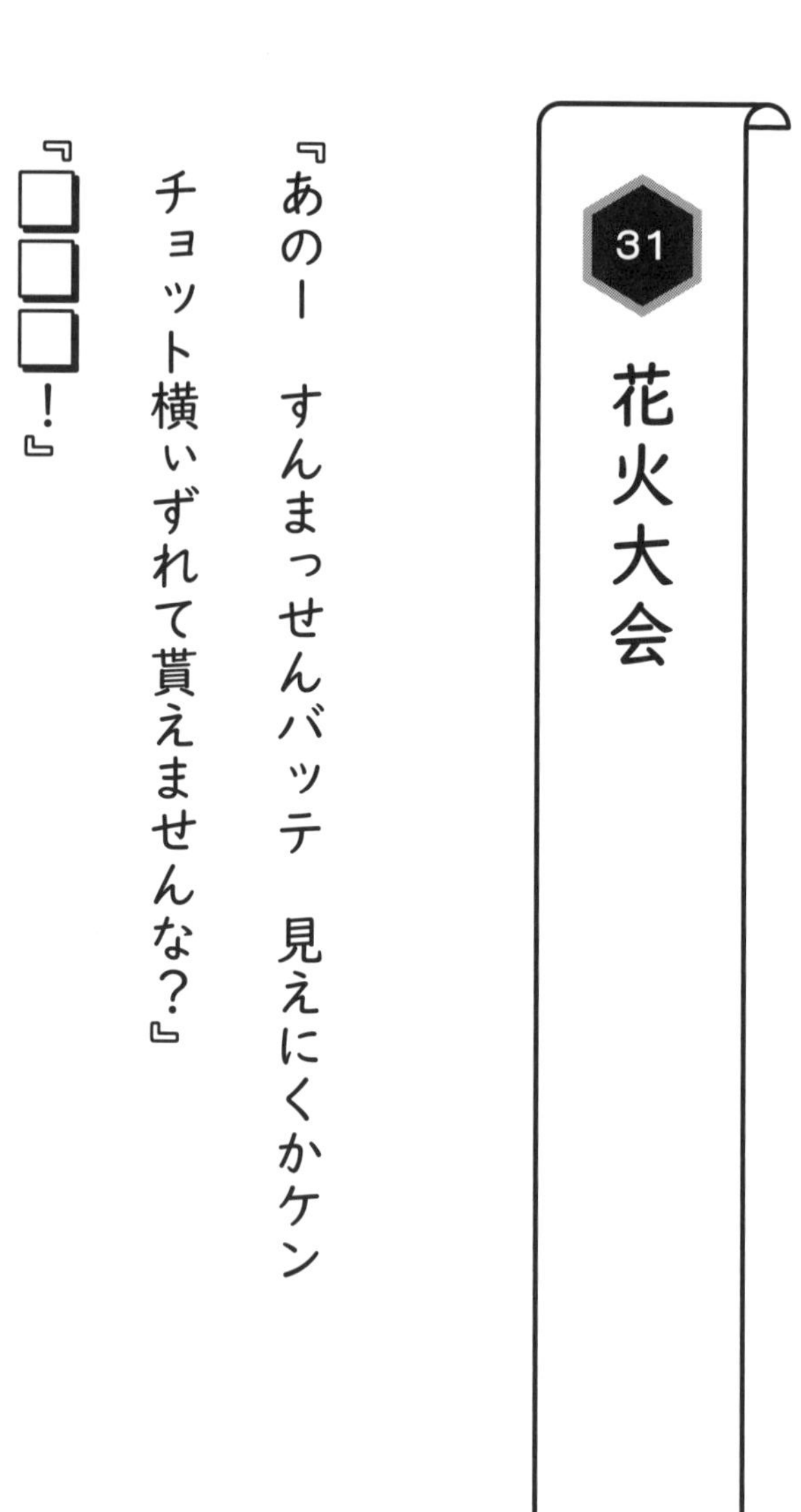

『あのー　すんまっせんバッテ　見えにくかケン
チョット横ぃずれて貰えませんな？』

『□□□！』

29の答え ▶ タ ル ゴ ト
足るごと（樽ごと）

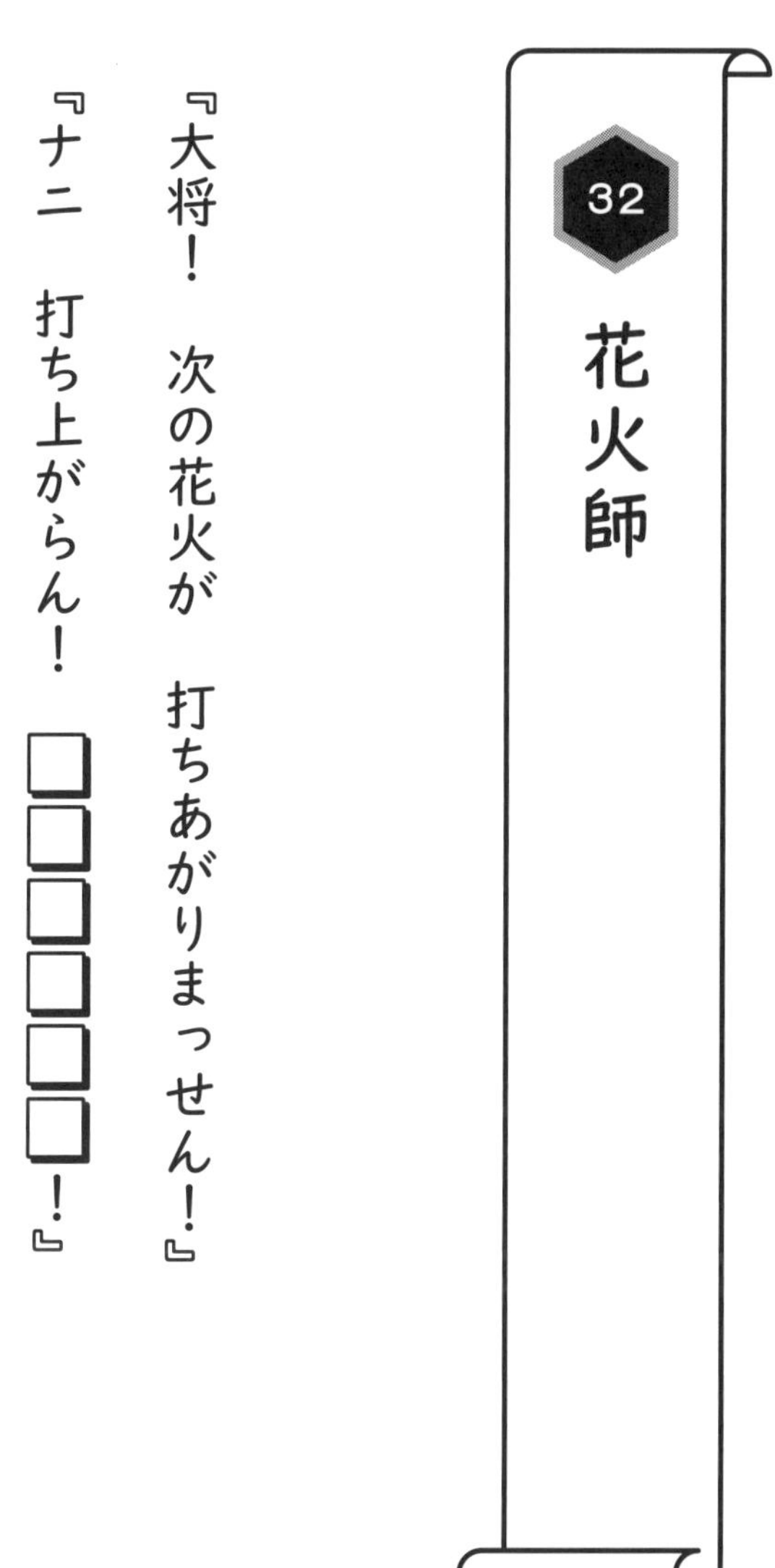

32

花火師

『大将！　次の花火が　打ちあがりまっせん！』

『ナニ　打ち上がらん！　□□□□□□！』

30 の答え▶ モ メ ン

木綿（揉めん）

33

珈琲館

『大将！　蚊が飛び交いよるが　どげんかなりまっせんな。』

『それが　出来んとです。』

『ナシですな？』

『ココは　□□□！』

31の答え▶ドカン
退かん（ドカン）

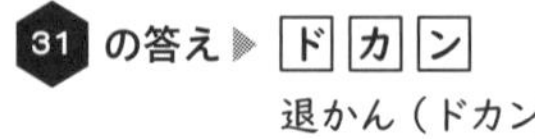

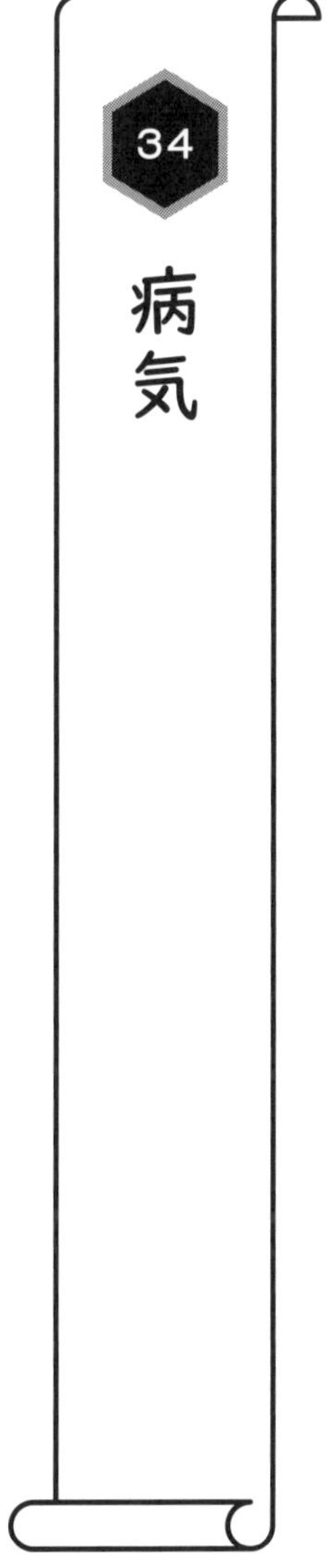

『あんた　この暑い中ウロウロしたケン
病気になっとるバイ。』

『あたきが　病気に？　何て言う病気ですな？』

『若い女性が通ったら　発病する。ホラ　通りよる。』

『□□□□□□□□。』

32の答え▶ドウカセンカ
如何かせんか（導火線か）

35

盆踊り

『コラー　抱きおうて　踊ったらイカン。』
『何バ　言いよるかい　此れがホントの□□□□タイ。』

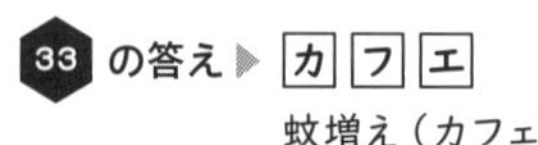
33の答え▶カフェ
蚊増え（カフェ）

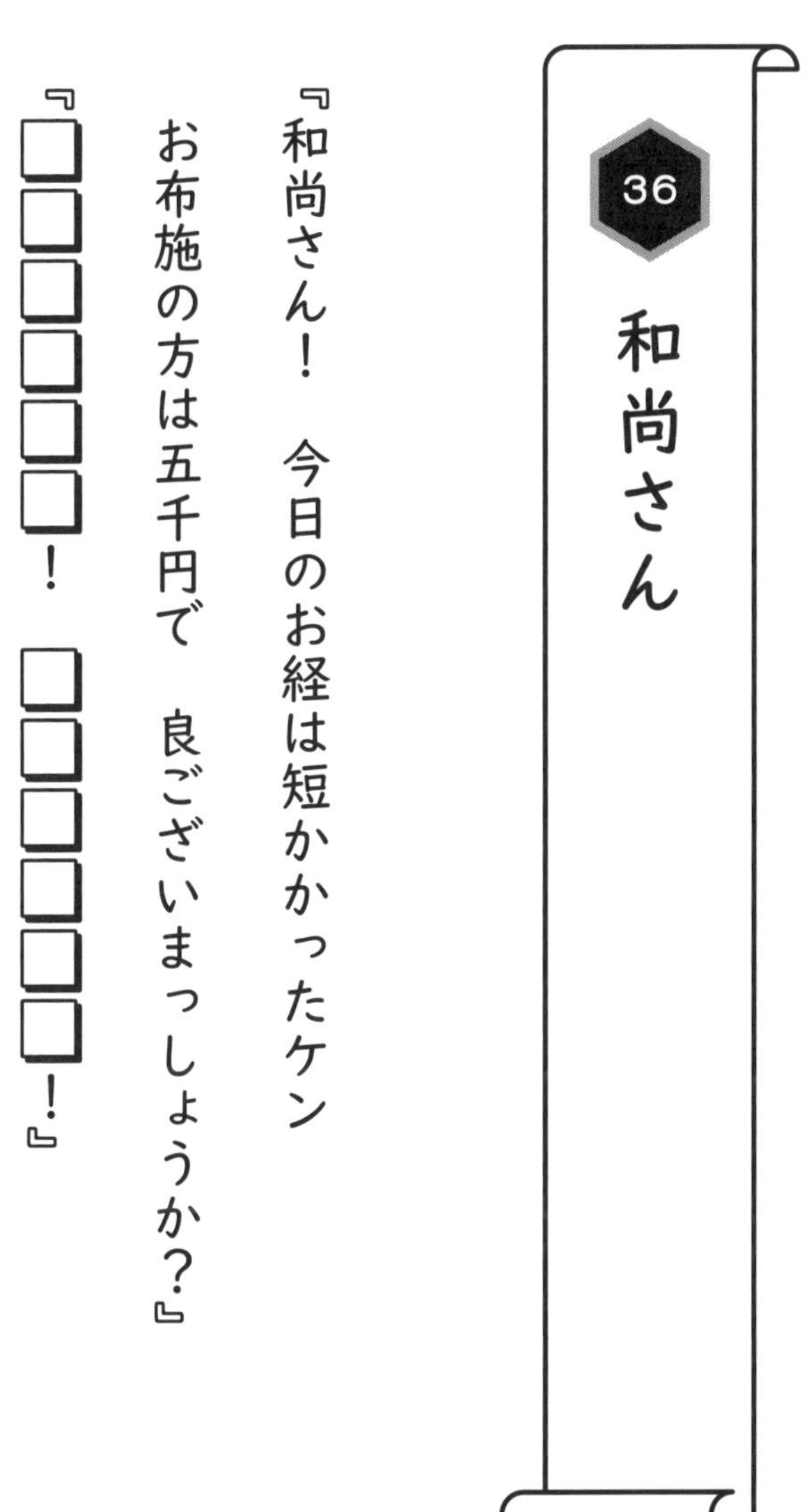

『和尚さん！　今日のお経は短かかったケン
お布施の方は五千円で　良ございまっしょうか？』
『□□□□□□！　□□□□□□！』

34の答え▶ネッチュウショウ
熱中症（ねっチューしよう）

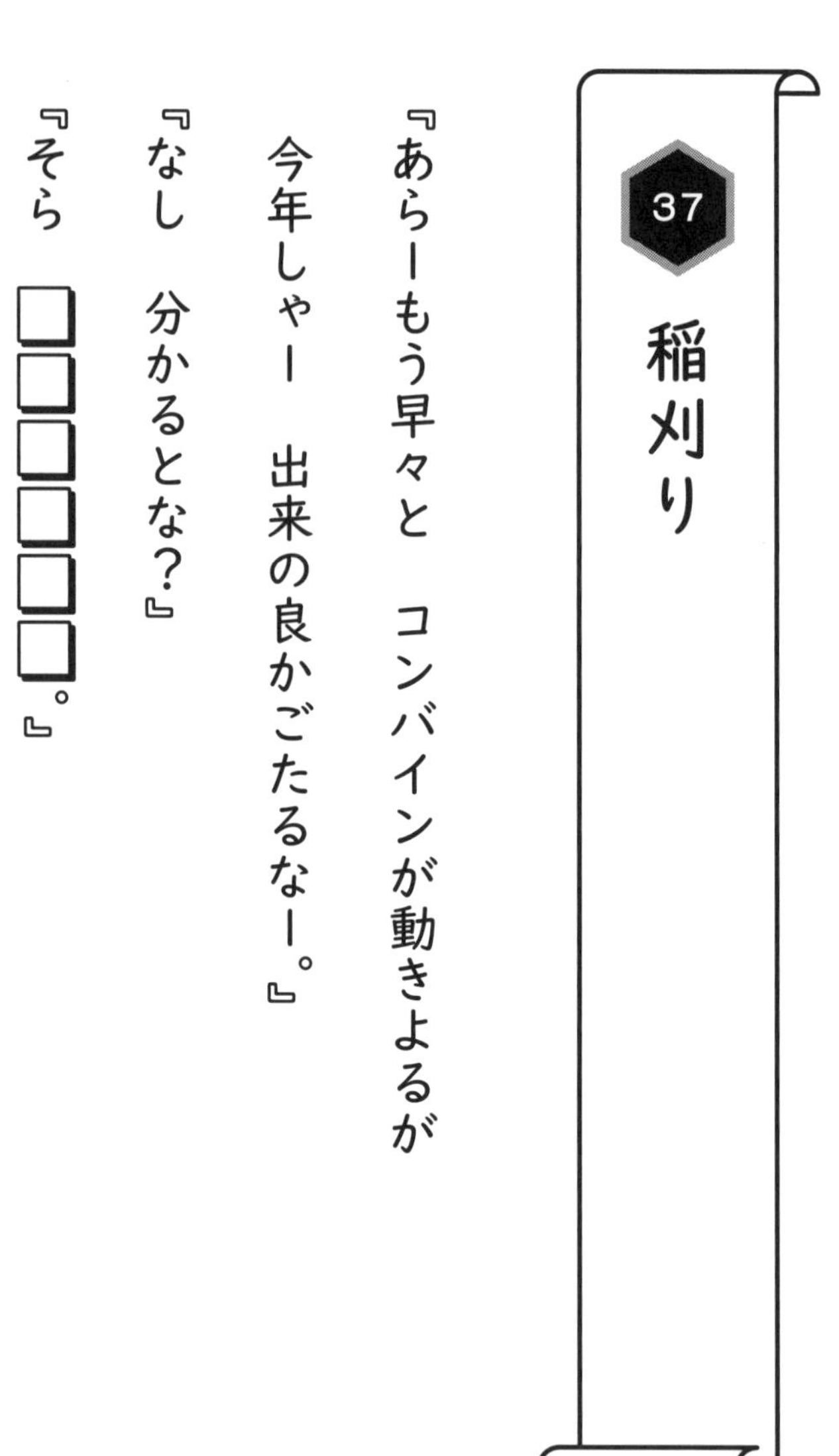

37

稲刈り

『あらーもう早々と　コンバインが動きよるが

今年しゃー　出来の良かごたるなー。』

『なし　分かるとな？』

『そら□□□□□□。』

35の答え▶ホウヨウ

法要（抱擁）

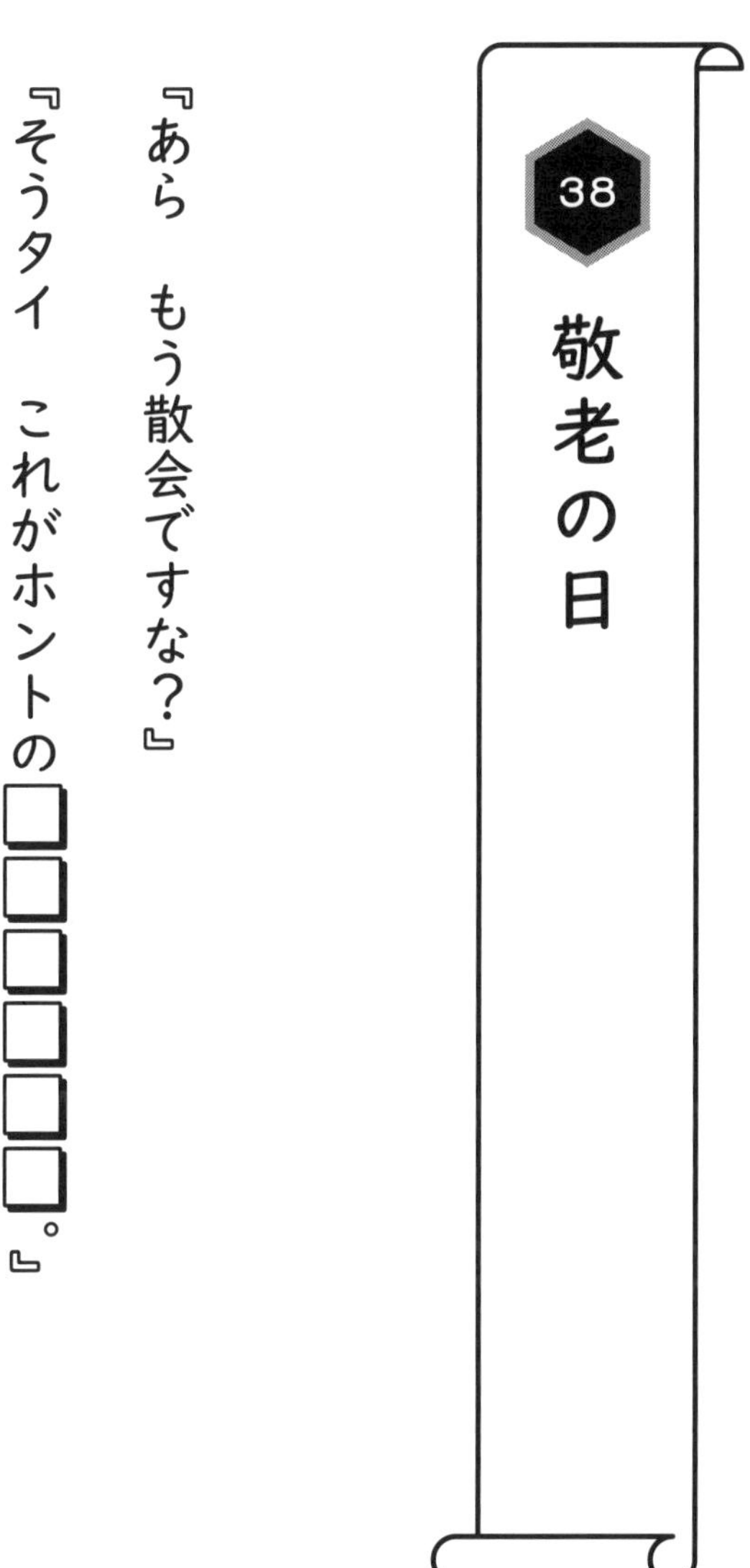

『あら　もう散会ですな？』
『そうタイ　これがホントの□□□□□□。』

36の答え▶ナンマンダー
ナンマンダー（何万だー）

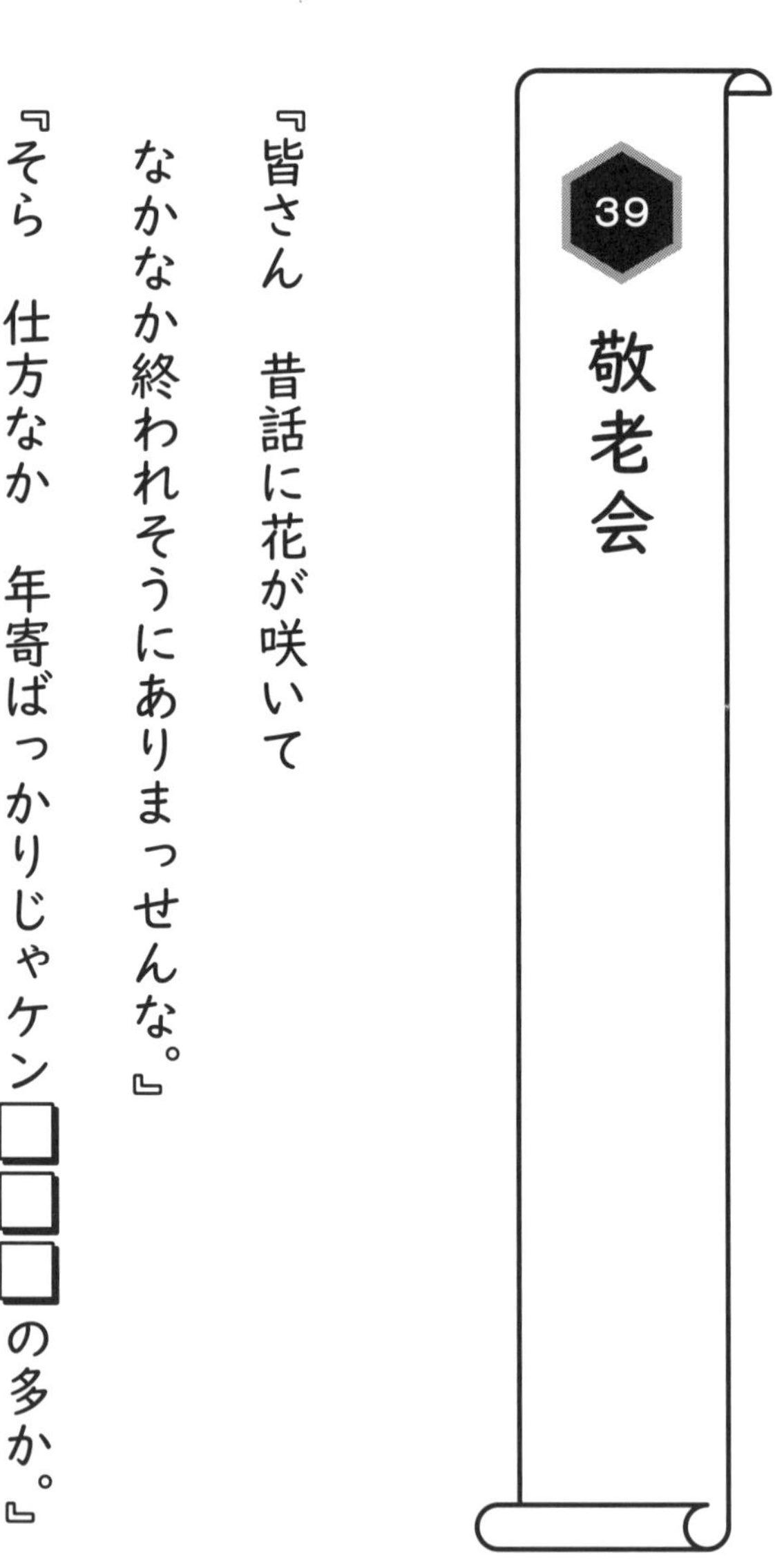

39 敬老会

『皆さん　昔話に花が咲いて
なかなか終われそうにありまっせんな。』
『そら　仕方なか　年寄ばっかりじゃケン□□□の多か。』

37の答え▶ モウカリヨル
もう刈りよる（儲かりよる）

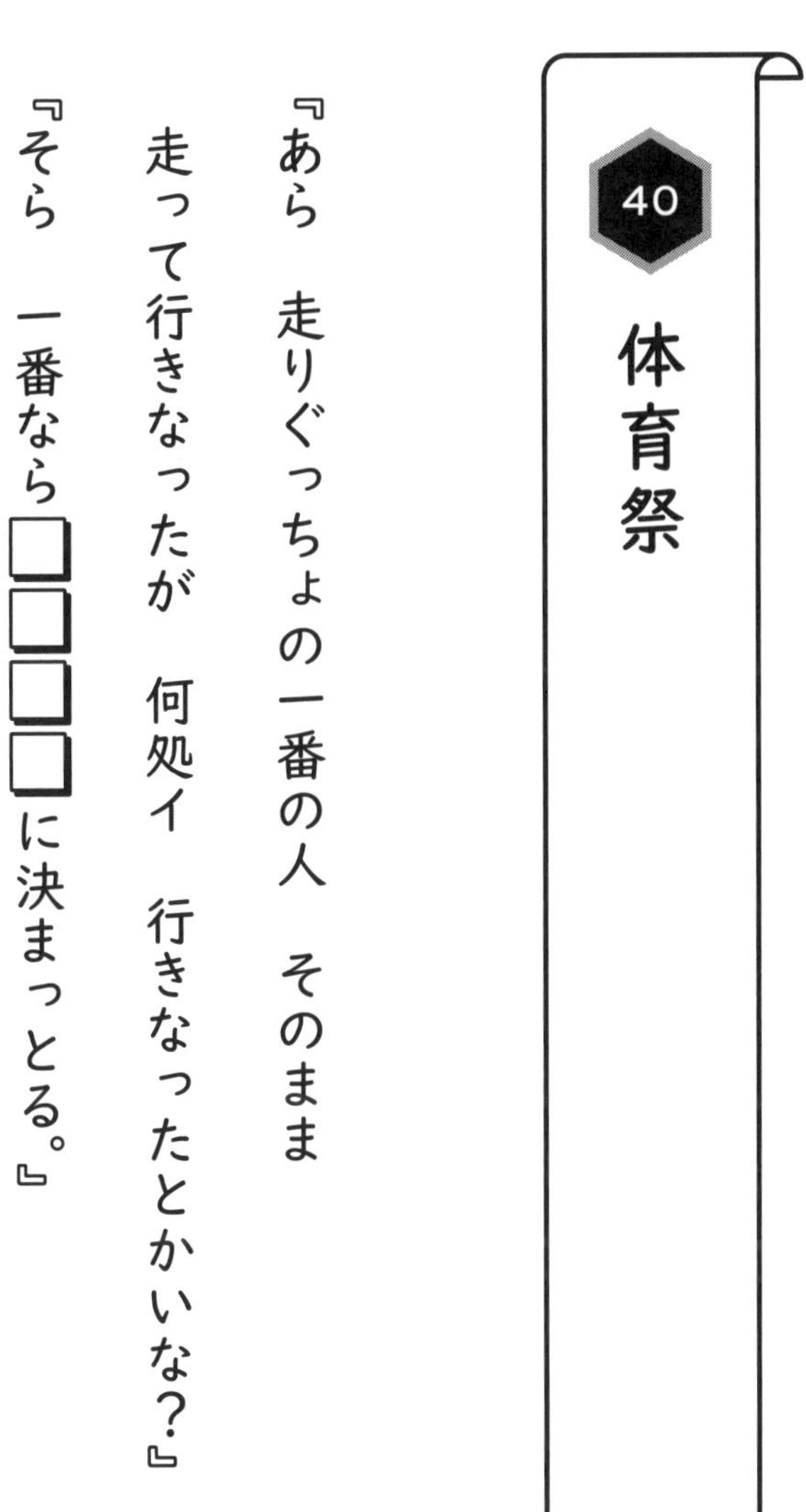

『あら　走りぐっちょの一番の人　そのまま
走って行きなったが　何処イ　行きなったとかいな？』
『そら　一番なら□□□□に決まっとる。』

38の答え▶ カイローカイ
帰いろーかい（敬老会）

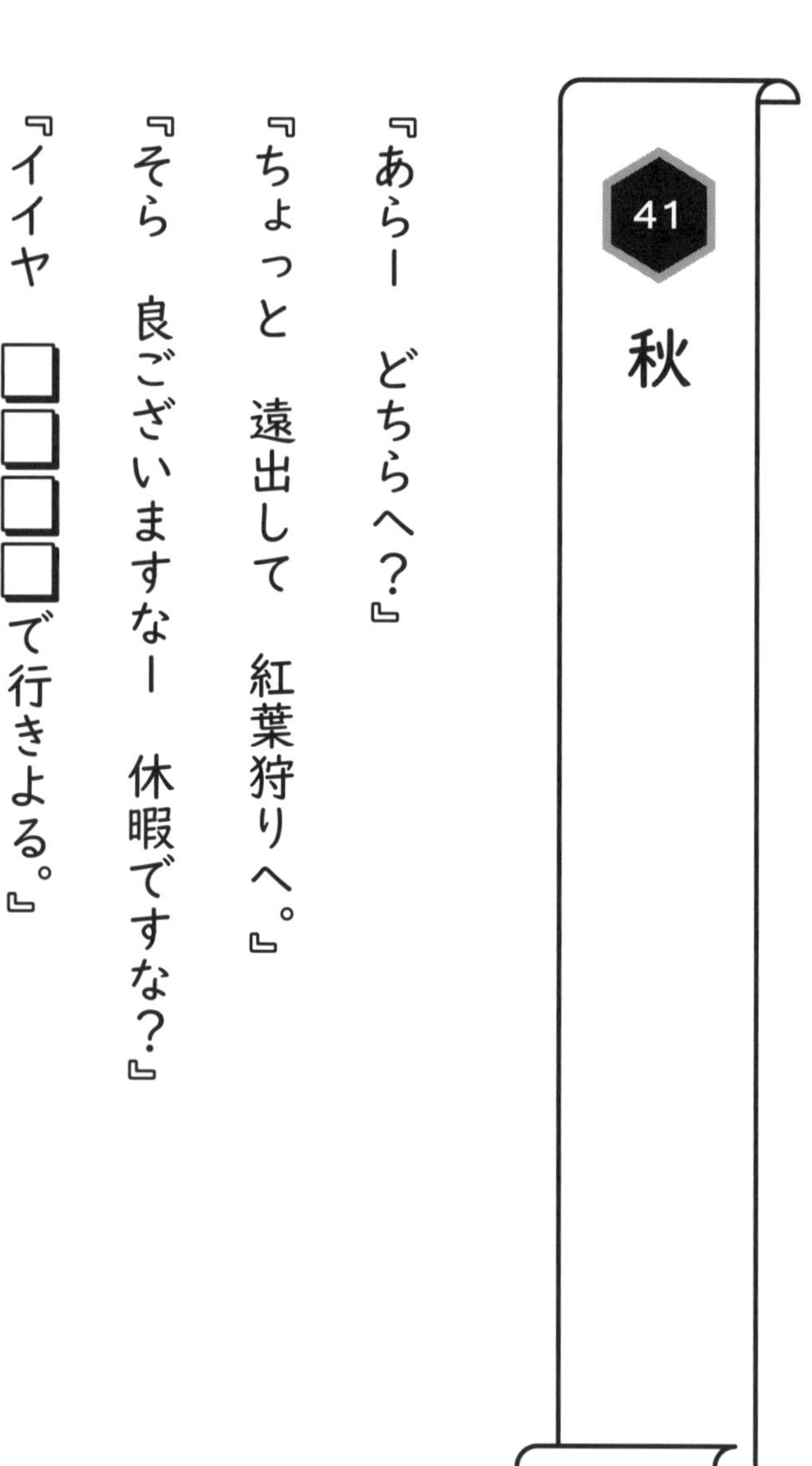

41

秋

『あらー　どちらへ？』

『ちょっと　遠出して　紅葉狩りへ。』

『そら　良ございますなー　休暇ですな？』

『イイヤ　□□□□で行きよる。』

39 の答え▶ ハ ナ シ
歯無し（話）

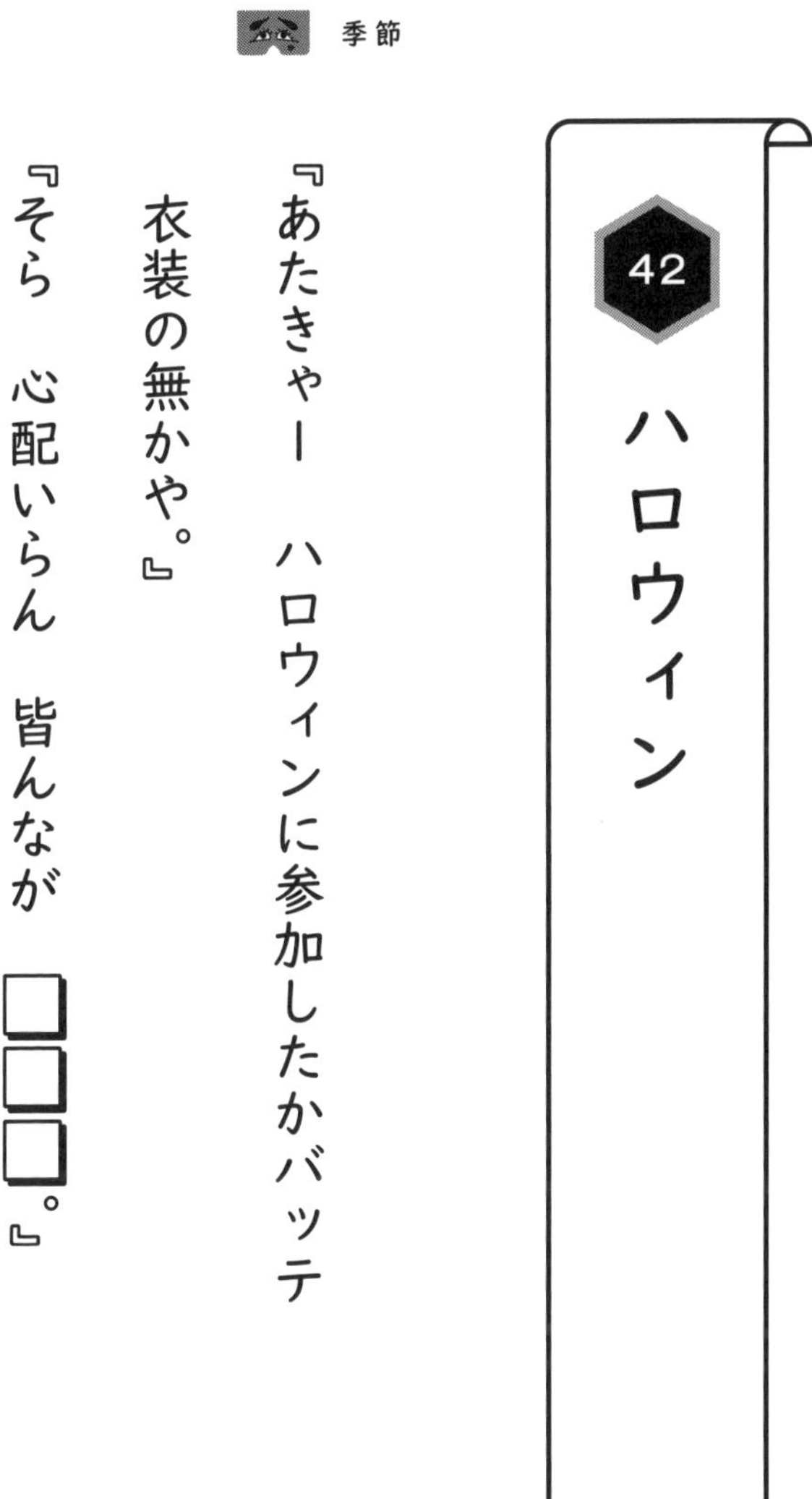

42 ハロウィン

『あたきゃー　ハロウィンに参加したかバッテ
衣装の無かや。』
『そら　心配いらん　皆んなが　□□□。』

40の答え▶ セ ン ト ウ
銭湯（先頭）

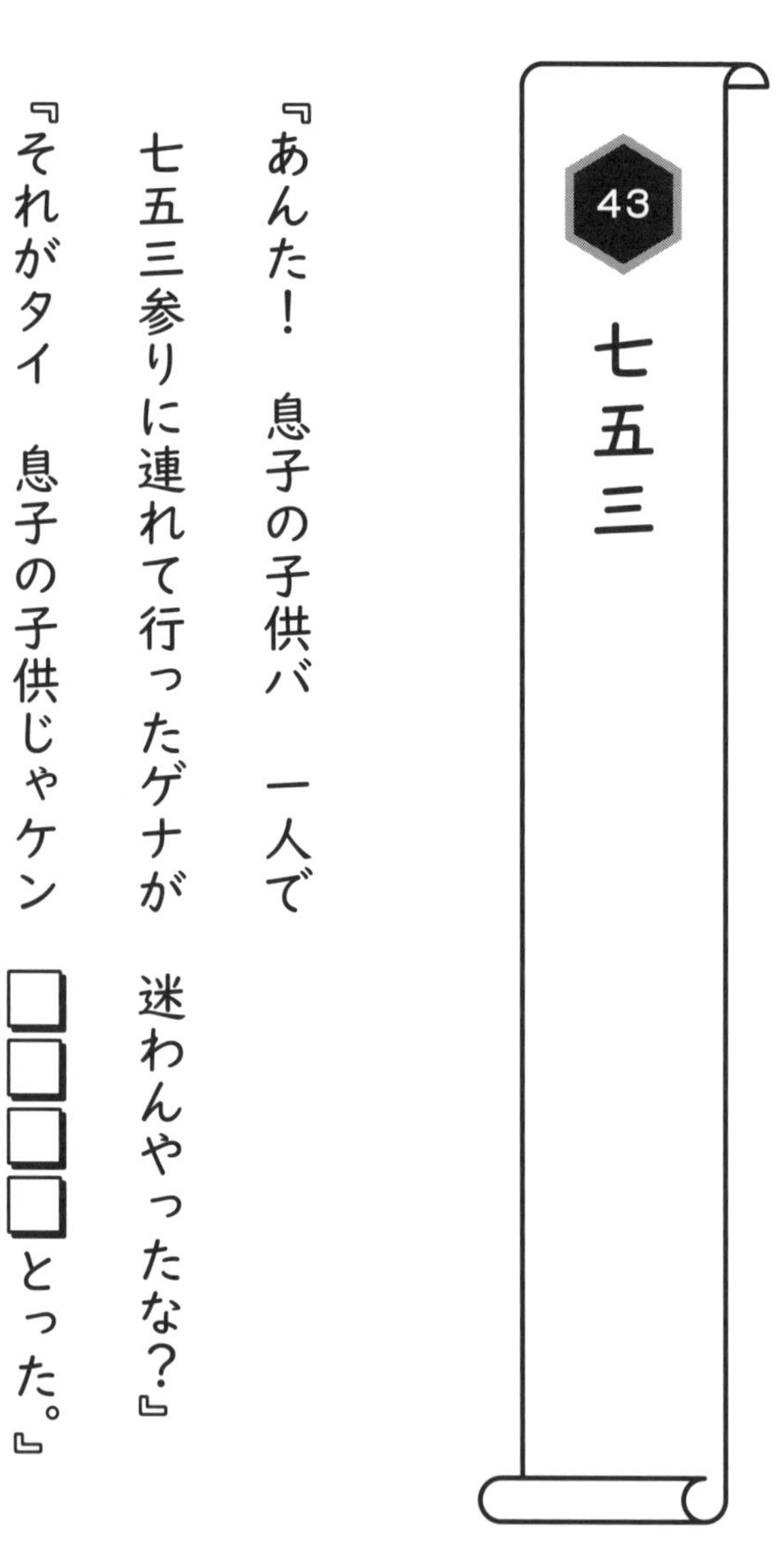

43

七五三

『あんた！　息子の子供バ　一人で

七五三参りに連れて行ったゲナが　迷わんやったな？』

『それがタイ　息子の子供じゃケン　□□□□とった。』

41の答え▶コウヨウ

公用（紅葉）

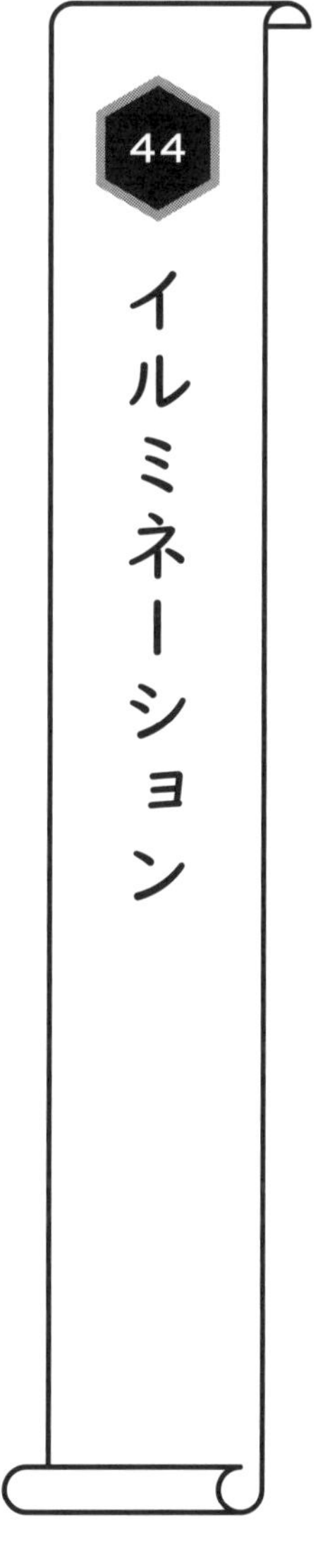

44 イルミネーション

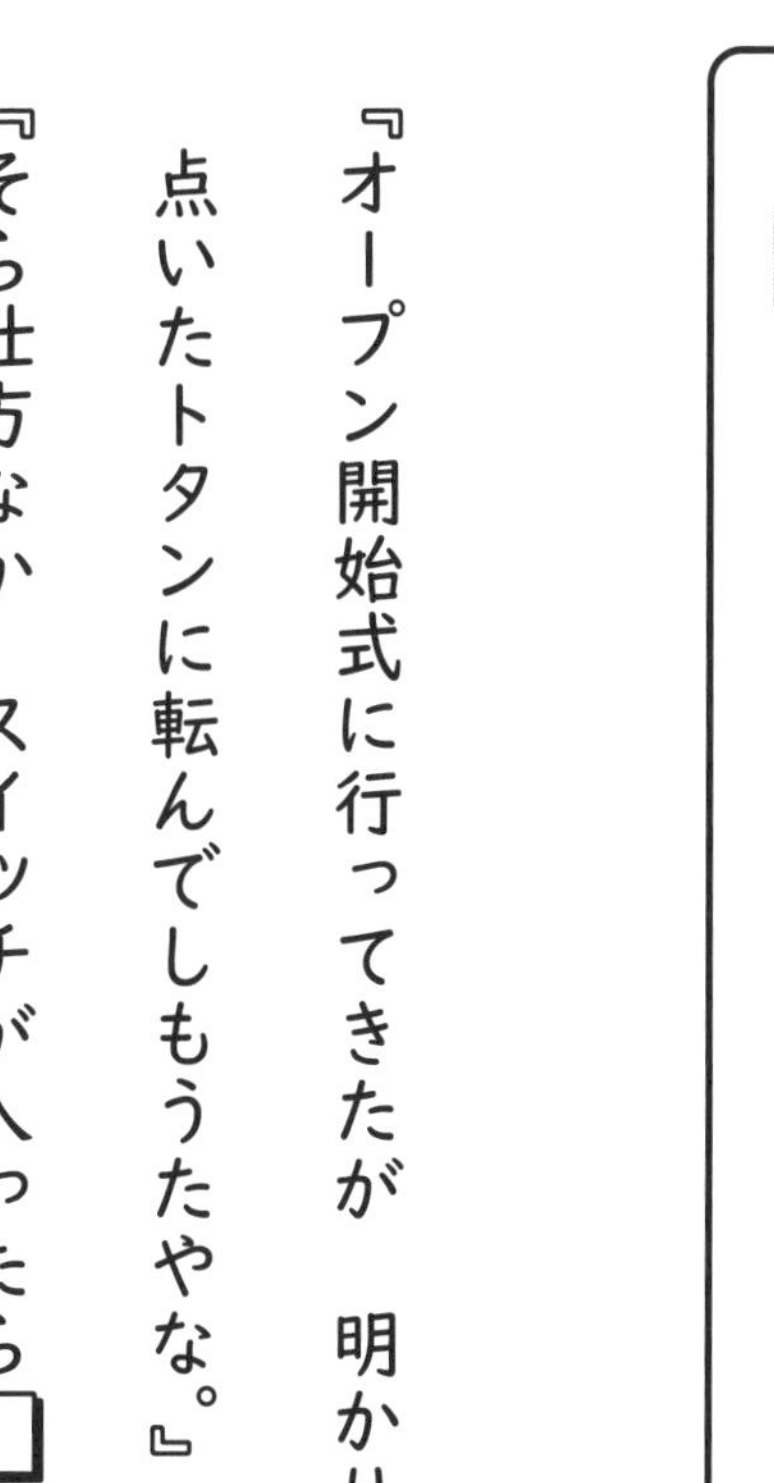

『オープン開始式に行ってきたが　明かりが点いたトタンに転んでしもうたやな。』

『そら仕方なか　スイッチが入ったら□□□□する。』

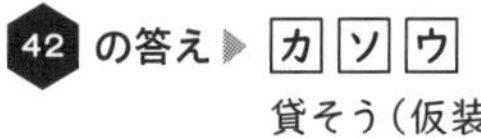

42の答え▶ カソウ

貸そう（仮装）

45

忘年会

『あんた！　昨日はエライ酔って　暴れよったが
覚えとるな？』

『それが　□□□　覚えとらん。』

43の答え▶ マ ゴ ツ イ
まごつい（孫付い）

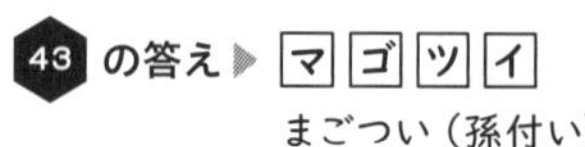

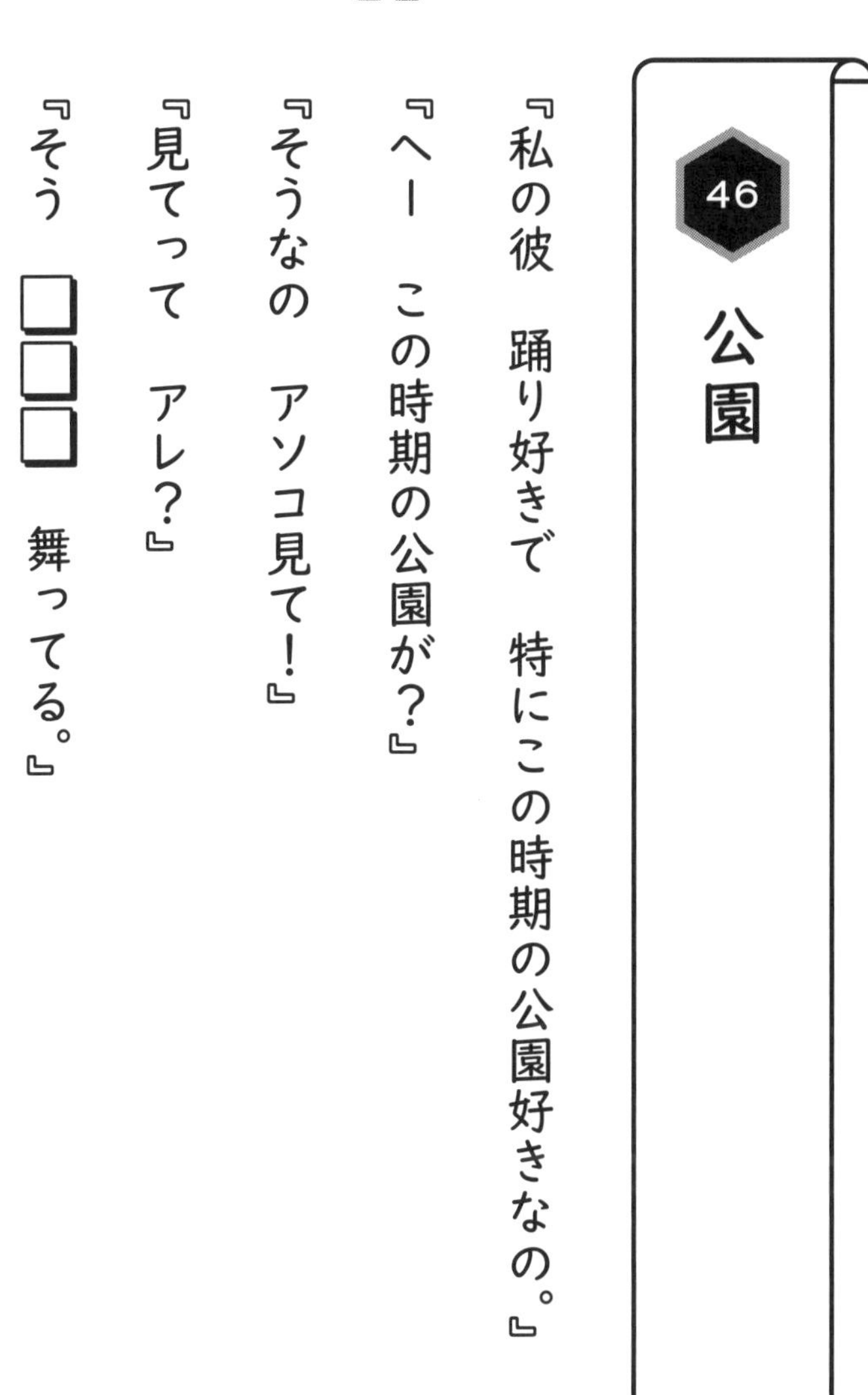

46 公園

『私の彼　踊り好きで　特にこの時期の公園好きなの。』

『へー　この時期の公園が？』

『そうなの　アソコ見て！』

『見てって　アレ？』

『そう　□□□　舞ってる。』

44の答え ▶ テ ン ト ウ

点灯（転倒）

47 クリスマス

『母ちゃん！　明日はクリスマスじゃケン、ケーキば買うてきて。』

『ウチは　仏教徒じゃケン　□□□□□には　行かん。』

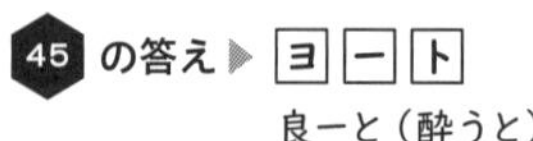

45の答え▶ ヨ ー ト

良一と（酔うと）

48

年末ジャンボ

『あーあ又　今年も　切手シートだけか
なかなか当たらんなー。』
『もう諦めて　買うたー止めなっせー。』
『イイヤ　□□□□で買う。』

46の答え▶カレハ
彼は（枯れ葉）

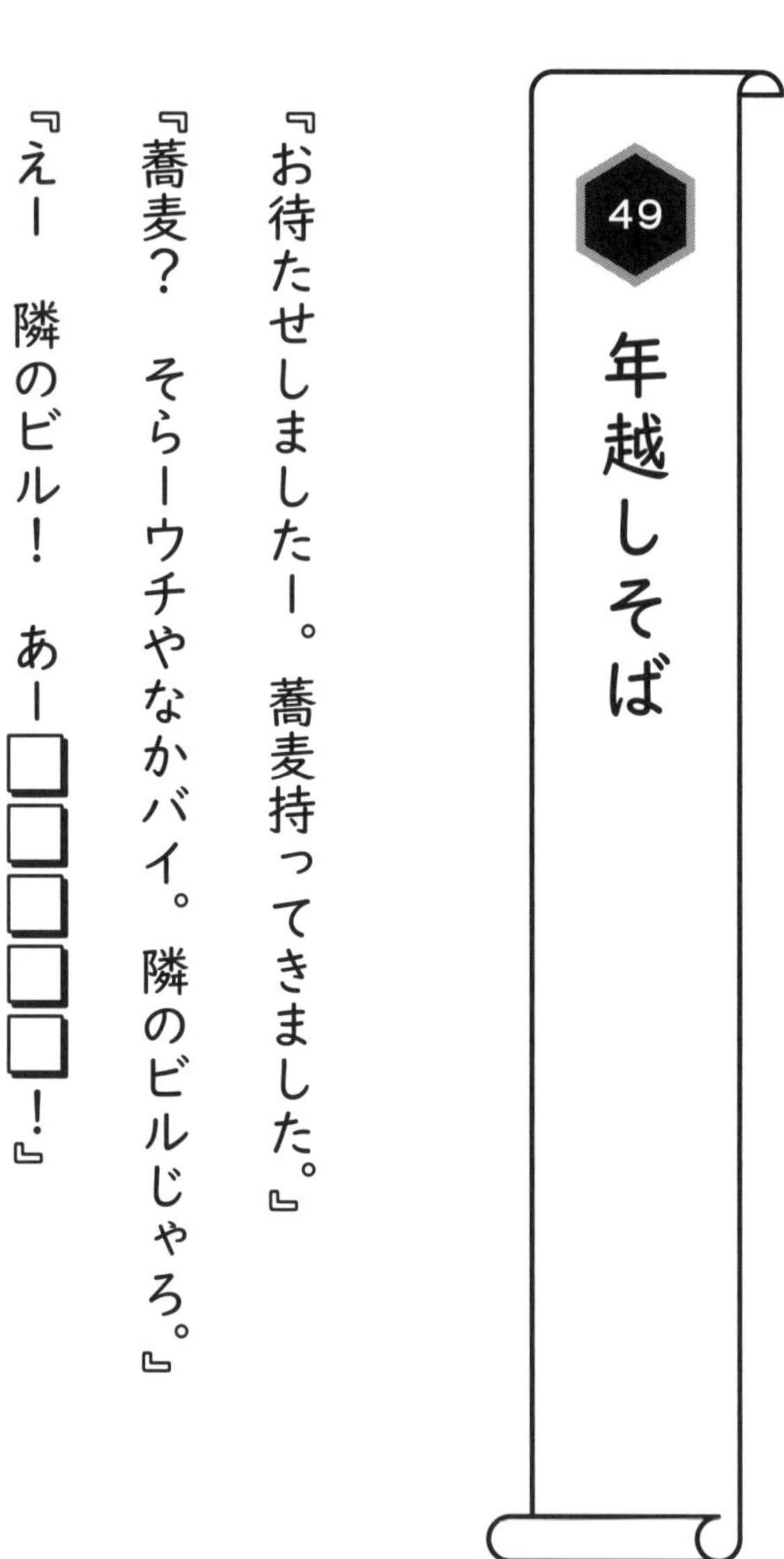

49

年越しそば

『お待たせしましたー。蕎麦持ってきました。』

『蕎麦？　そらーウチやなかバイ。隣のビルじゃろ。』

『えー　隣のビル！　あー□□□□□！』

47の答え ▶ キョウカイ

教会（今日買い）

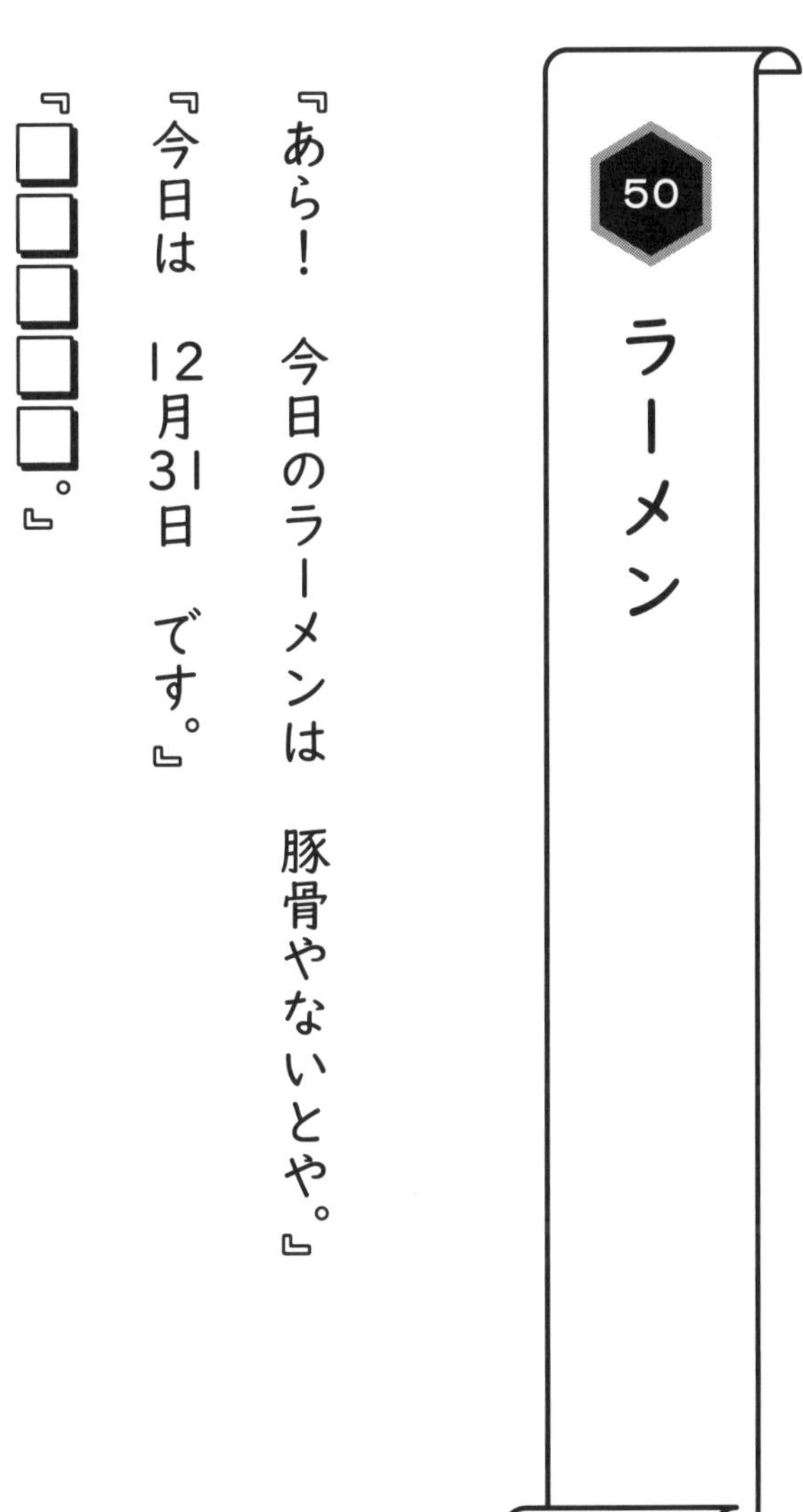

50 ラーメン

『あら！　今日のラーメンは　豚骨やないとや。』

『今日は　12月31日　です。』

『□□□□□。』

48 の答え ▶ クジケン

挫けん（くじ券）

動物・生き物

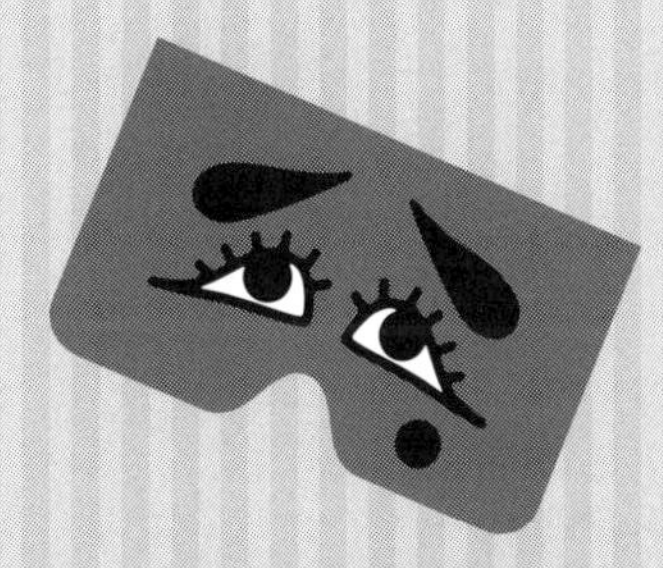

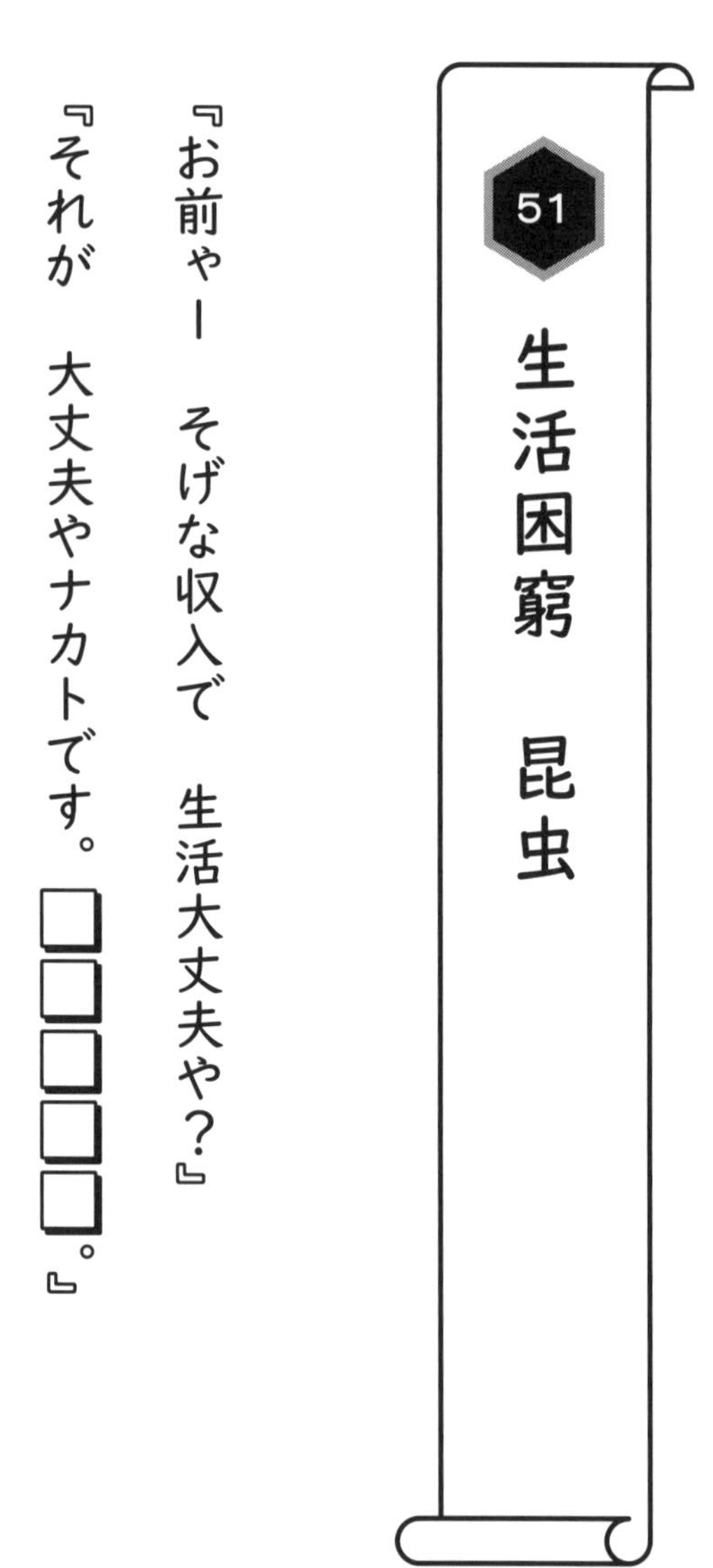

51

生活困窮　昆虫

『お前ゃー　そげな収入で　生活大丈夫ゃ？』
『それが　大丈夫ゃナカトです。□□□□□。』

ヒント
〝キ〟で始まる昆虫。

49の答え▶ソバノビル
蕎麦伸びる（側のビル）

52

蒲鉾

『この蒲鉾　向こう側まで見えそうな位凄い薄さですなー。』
『ハイ！　元々が□□□□□□。』

ヒント　〝ス〟で始まる魚。

50の答え　オーミソカ
お一味噌か（大晦日）

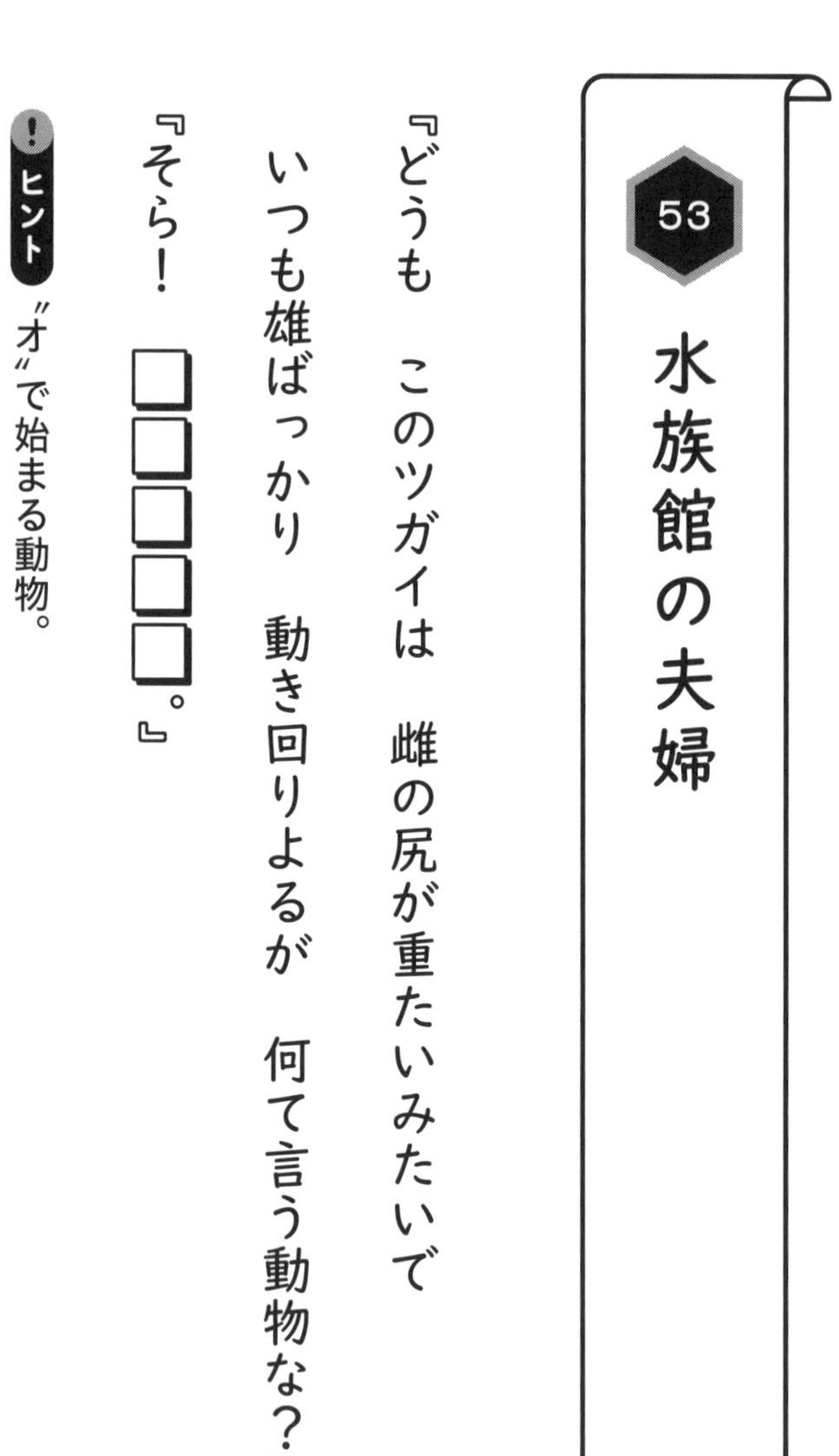

53 水族館の夫婦

『どうも　このツガイは　雌の尻が重たいみたいで
いつも雄ばっかり　動き回りよるが　何て言う動物な？』
『そら！　□□□□□。』

ヒント
〝オ〟で始まる動物。

51の答え ▶ キ リ ギ リ ス
キリギリス（ぎりぎりっす）

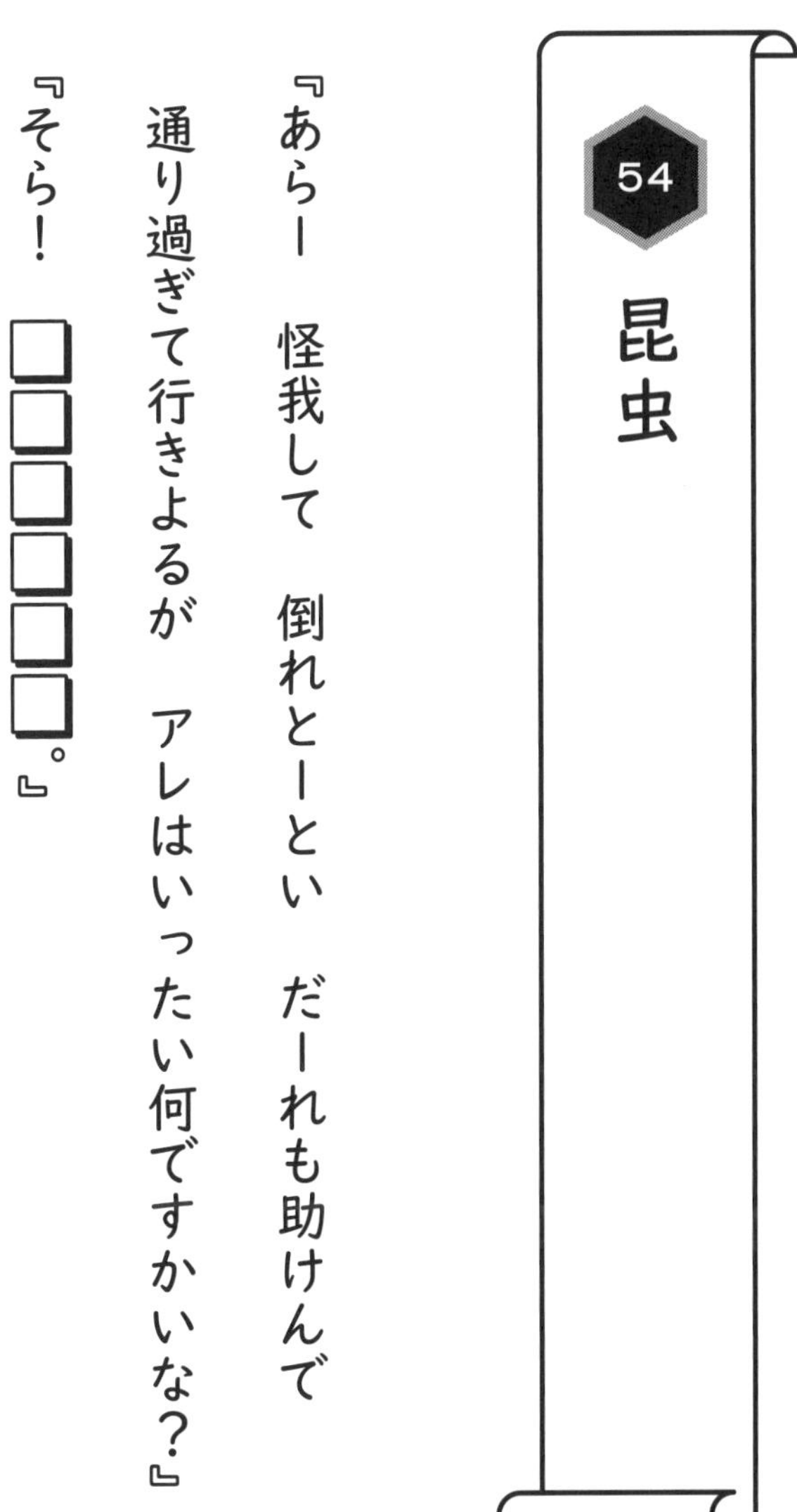

54 昆虫

『あらー　怪我して　倒れとーとい　だーれも助けんで
通り過ぎて行きよるが　アレはいったい何ですかいな？』
『そら！□□□□□□。』

52の答え▶スケソウダラ
スケソウダラ（透けそうったら）

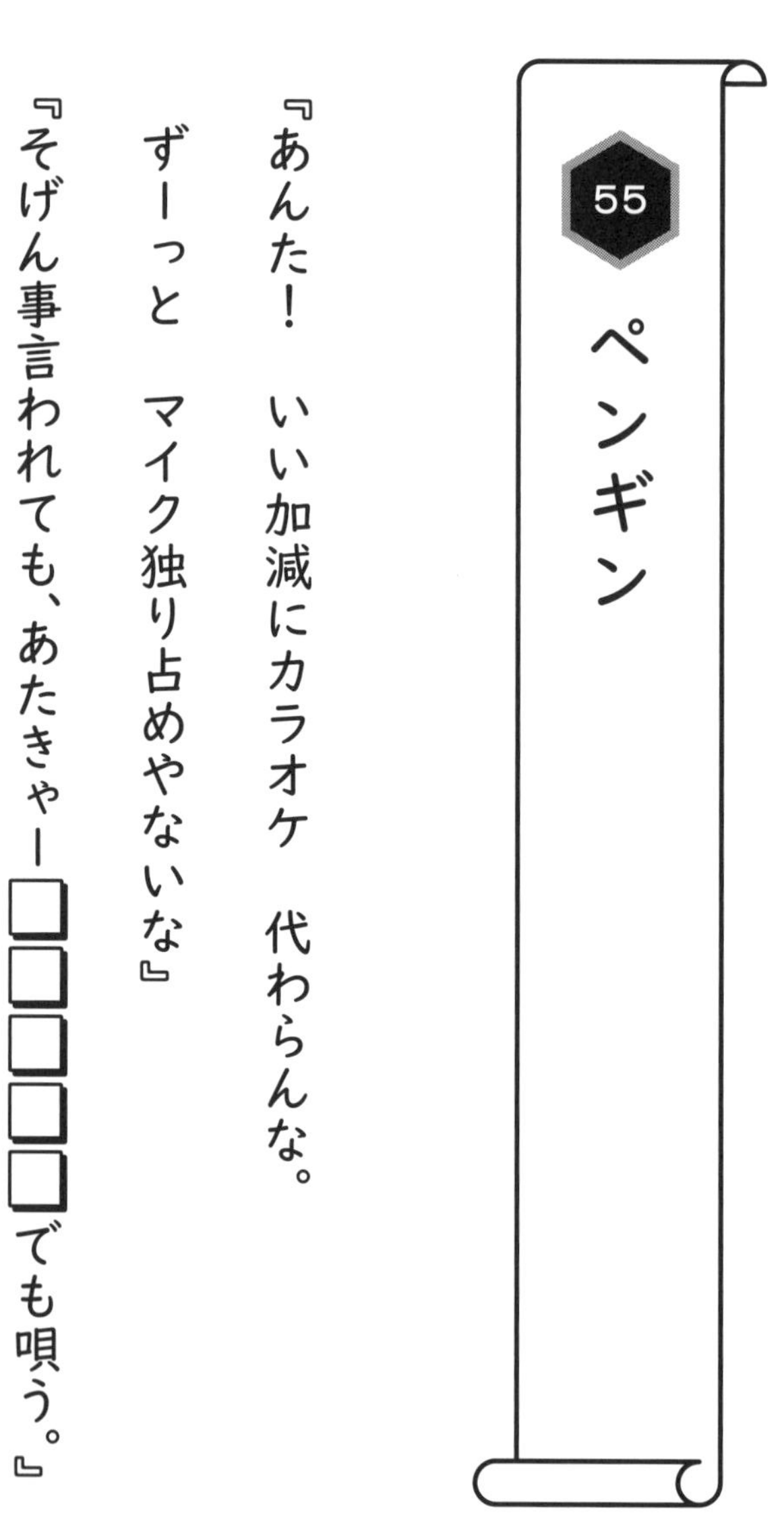

『あんた！　いい加減にカラオケ　代わらんな。
ずーっと　マイク独り占めやないな』
『そげん事言われても、あたきゃー□□□□□でも唄う。』

53の答え▶ オ ッ ト セ イ
オットセイ（夫セイ）

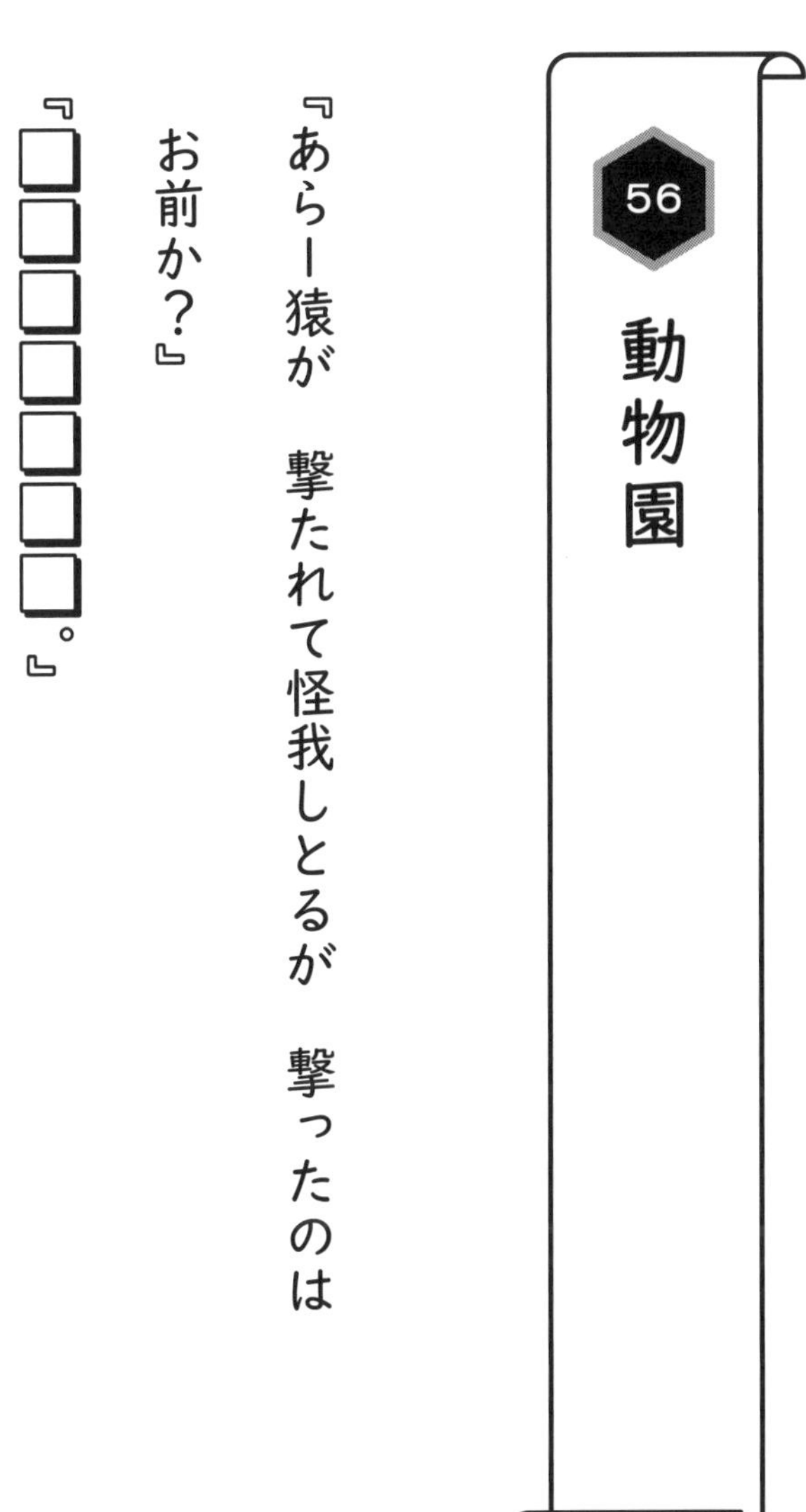

『あらー猿が　撃たれて怪我しとるが　撃ったのは
お前か？』

『□□□□□□□。』

54の答え▶ テ ン ト ウ ム シ
テントウムシ（転倒無視）

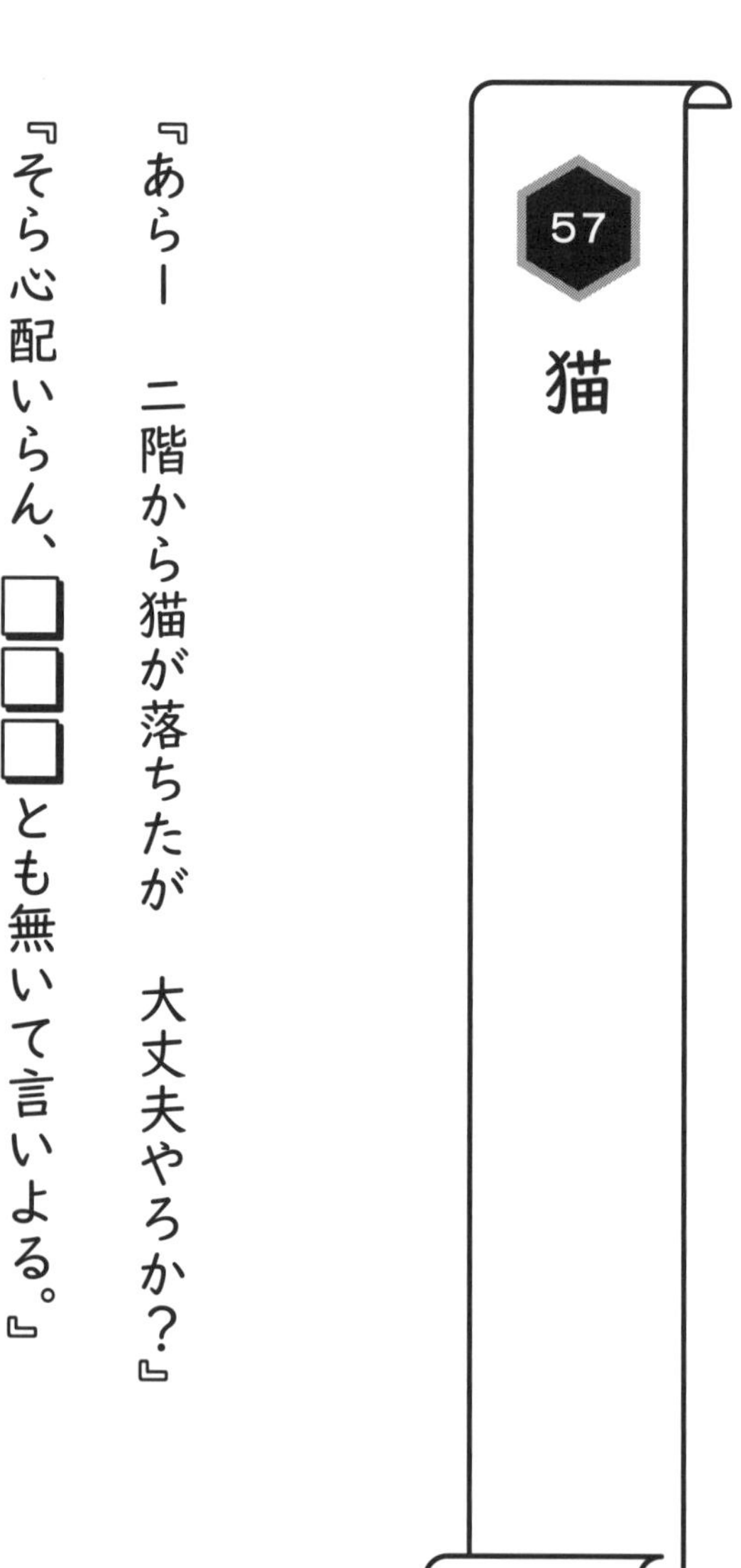

『あらー　二階から猫が落ちたが　大丈夫やろか？』
『そら心配いらん、□□□とも無いて言いよる。』

55の答え▶ナンキョク
何曲（南極）

58

飼い犬

『今日も散歩ですな。アラ　お一人で、いつもの犬は？』
『ハイ　アレは　□□□□□。』

56の答え▶ オ ラ ン ウ ー タ ン
俺ら一撃ーたん（オランウータン）

59

躾

『今度の犬は　何やら　かんやら　噛み散らかいて
家の中　ちゃっちゃ　くちゃら。』
『そらー悪かときゃー　しっかり　叩かな。』
『それが　今度の犬は　□□□□。』

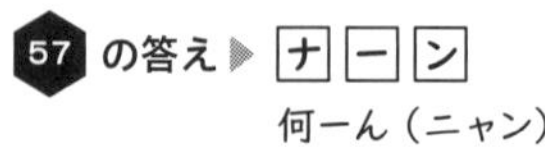
57の答え▶ナーン
何ーん（ニャン）

60
悪臭

『区役所の者ですが　悪臭苦情の来とりますので
家の中バ　拝見させて頂きます。』
『何か見つかりましたな？』
『どうやら　原因は　この犬のごたるですバイ。
何と言う　犬ですな？』
『ハイ！　□□□□□□□□□。』

ヒント　〃ヨ〃で始まる犬種。

58の答え▶ アキタケン
秋田犬（飽きたケン）

61

スパイ

『警視庁国際課の者ですが　こちらに怪しい者が居ると
タレコミが有りましたので　捜査させて頂きます。』
『何か　見つかりましたな？』
『どうやら　この犬が怪しかですバイ。何て言う犬ですな？』
『ハイ！　□□□□□□□□。』

ヒント　〝コ〟で始まる犬種。

59 の答え ▶ シ バ ケ ン
柴犬（シバけん）

62

拗ねる犬

『この犬　何でも誉めてやらんと　すぐ拗ねるとです。』

『すぐ拗ねる。何て言う犬ですな？』

『□□□□□□。』

ヒント　〝ポ〟で始まる犬種。

60の答え ▶ ヨ ー ク シ ャ ー テ リ ア

ヨークシャーテリア（良ー腐っているや）

植物・果物

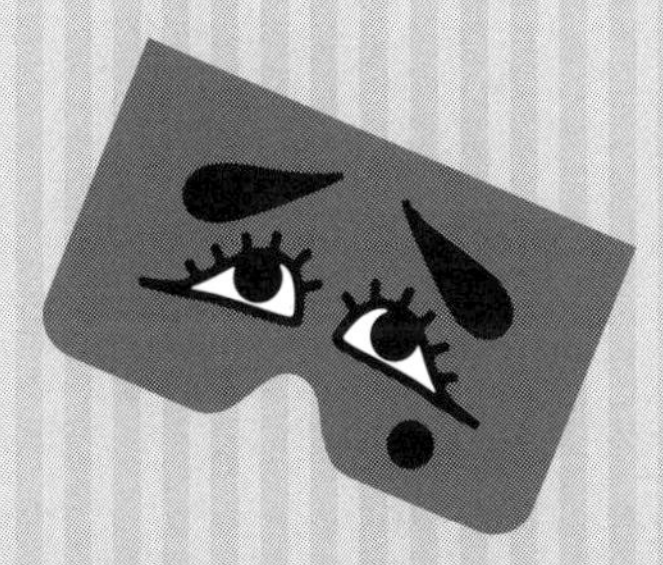

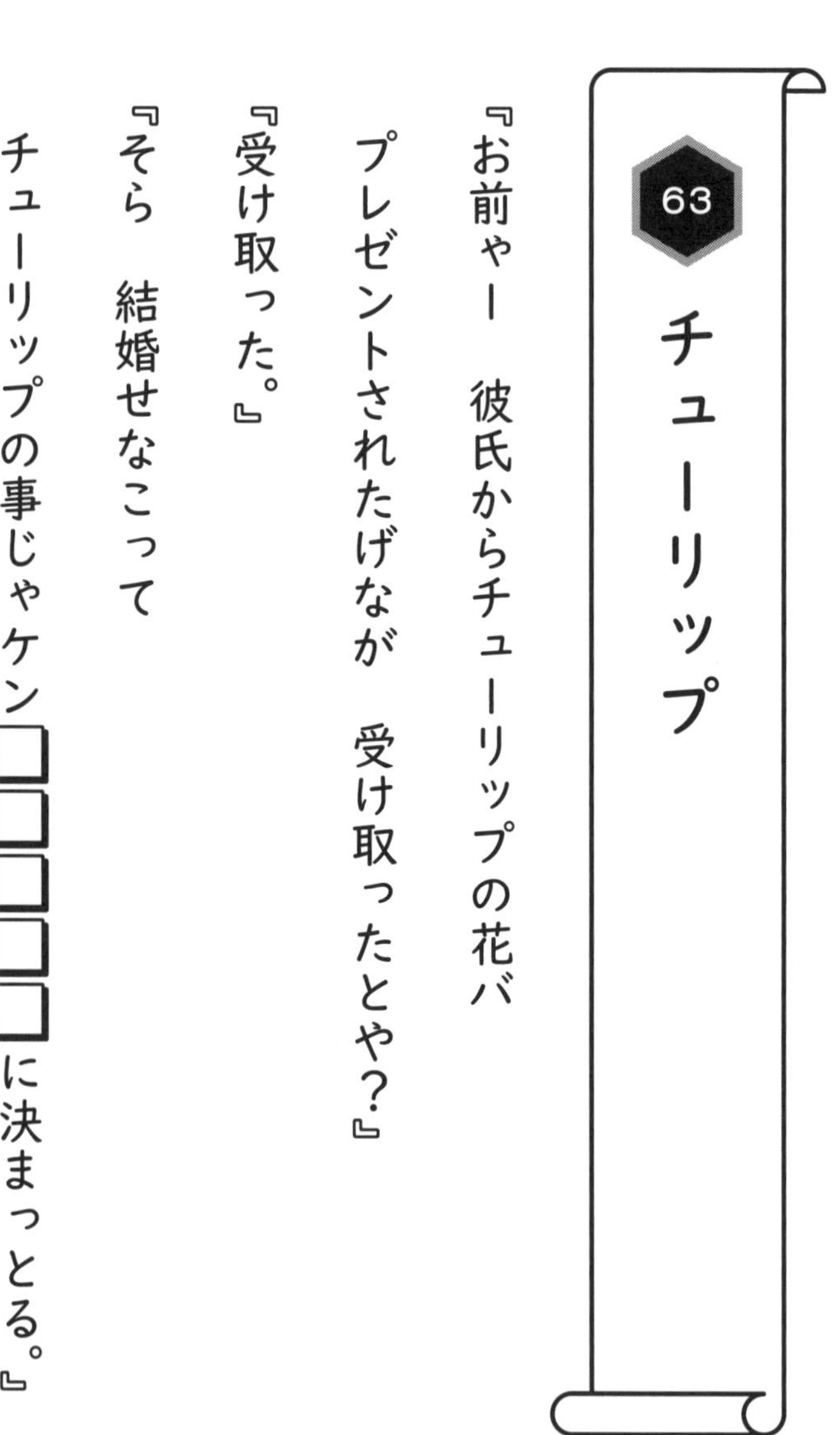

63 チューリップ

『お前ゃー　彼氏からチューリップの花バプレゼントされたげなが　受け取ったとや？』

『受け取った。』

『そら　結婚せなこって

チューリップの事じゃケン□□□□□に決まっとる。』

61の答え▶ コ ッ カ ス パ ニ エ ル

コッカスパニエル（国家スパイ居る）

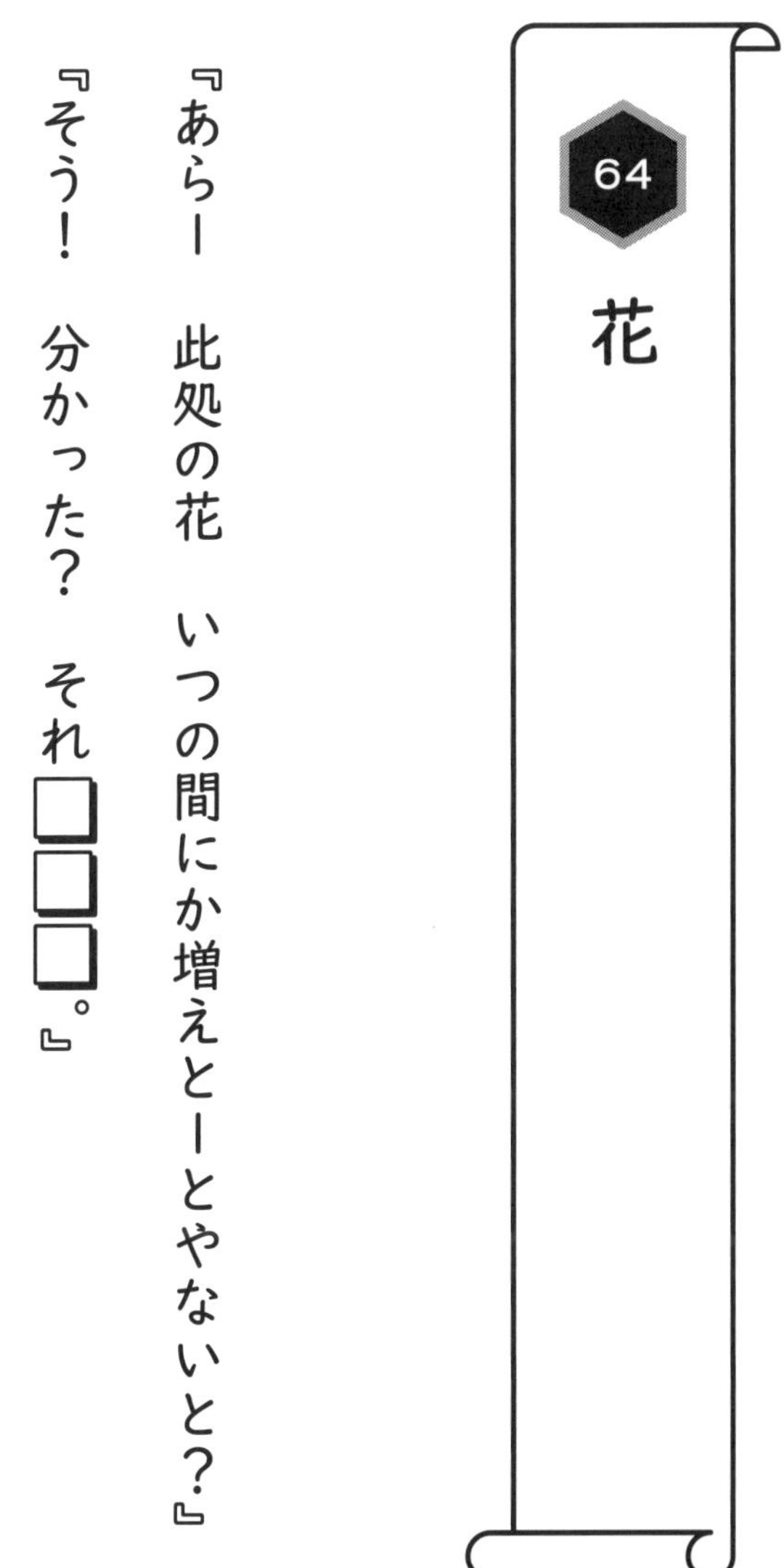

64 花

『あらー　此処の花　いつの間にか増えとーとやないと？』

『そう！　分かった？　それ□□□。』

62の答え ▶ ポ メ ラ ニ ア ン

ポメラニアン（褒めらなイヤン）

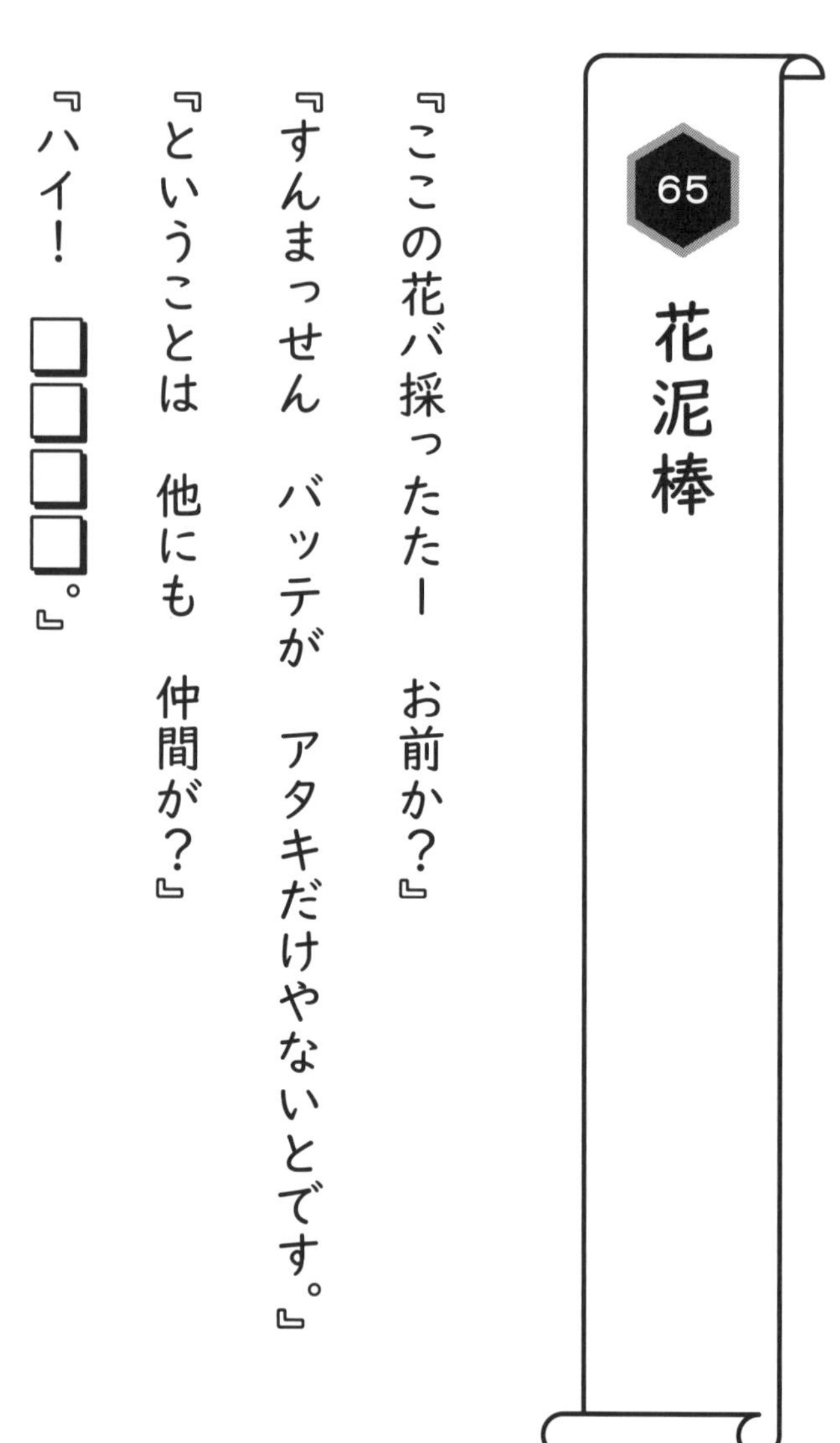

65

花泥棒

『ここの花バ採ったたー　お前か？』
『すんまっせん　バッテが　アタキだけやないとです。』
『ということは　他にも　仲間が？』
『ハイ！　□□□□。』

63の答え▶キュウコン
求婚（球根）

66

葡萄

『ストレスが溜まっとー時　この葡萄を食べると良かとよ。』

『それ　何て言う　葡萄？』

『□□□□□。』

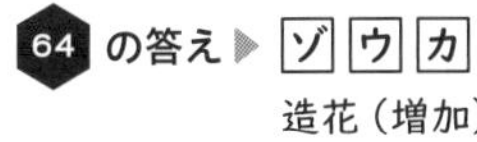

64 の答え ▶ ゾ ウ カ

造花（増加）

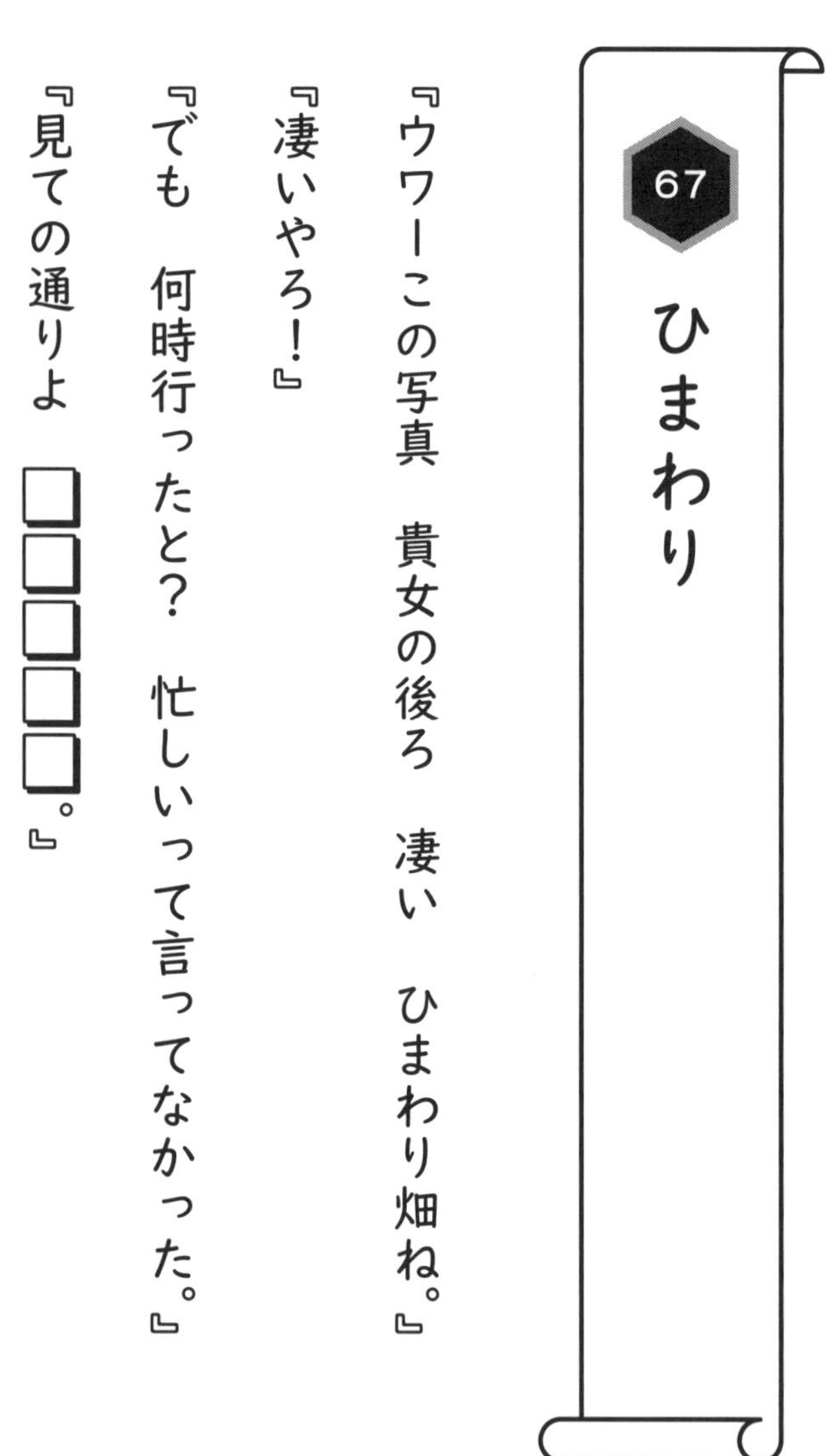

67

ひまわり

『ウワーこの写真　貴女の後ろ　凄い　ひまわり畑ね。』

『凄いやろ！』

『でも　何時行ったと？　忙しいって言ってなかった。』

『見ての通りよ　□□□□□。』

65の答え▶アネモネ

アネモネ（姉もネ）

68

柿

『コラー　木に登って　取ったらイカン！』

『ハイ！　今□□□□□□。』

66の答え ▶ マスカット

マスカット（まースカッと）

69

剪定

『この枝　切っても　良かネー？』

『□□□ー。』

67の答え ヒ マ ワ リ ト
暇わりと（ひまわりと）

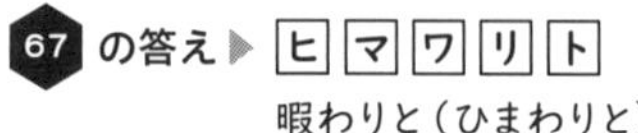

70

造花

『この小さな花　いつまでも咲いて　可憐やネー。』
『それ　造花よ！』
『エー　造花なの？　どうりで□□□。』

68の答え▶オリヨリマス
下りよります（折りよります）

スポーツ

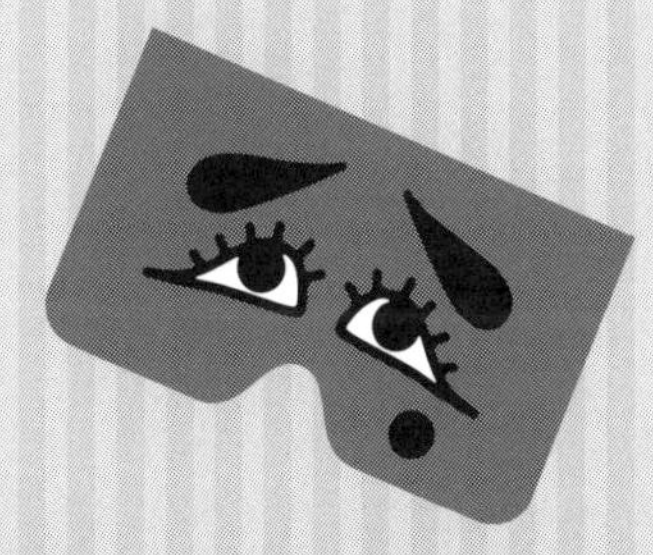

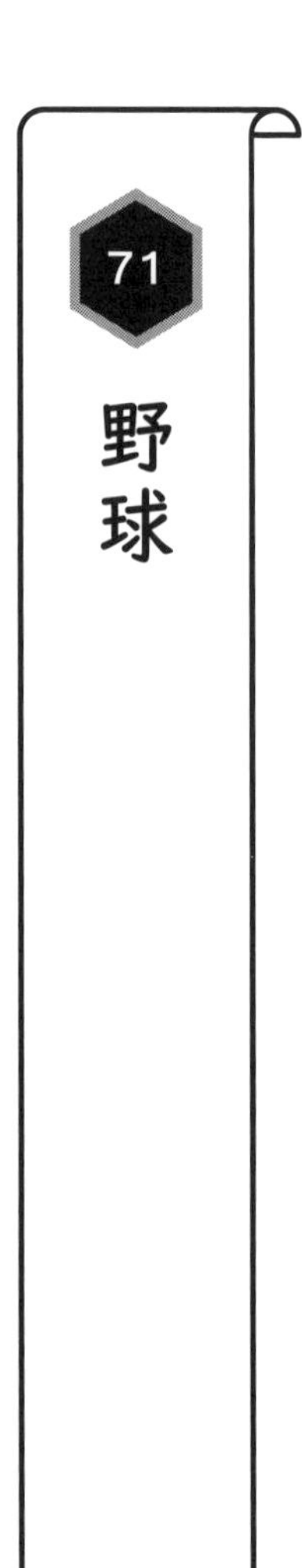

71 野球

『お前ゃー最近いっちょん走らんごとなったが
怪我でもしたか？』
『それが　最近　肥満気味で　先生から
言われとーとです。　□□□□　控えるように。』

69の答え▶エエダ
エエダ（枝）

72

キャッチボール

『おー　お爺ちゃんと　キャッチボールかい。

ボールは軟球　硬球？』

『そら　お爺ちゃんとじゃケン　□□□□□□。』

70の答え▶ カ レ ン

可憐（枯れん）

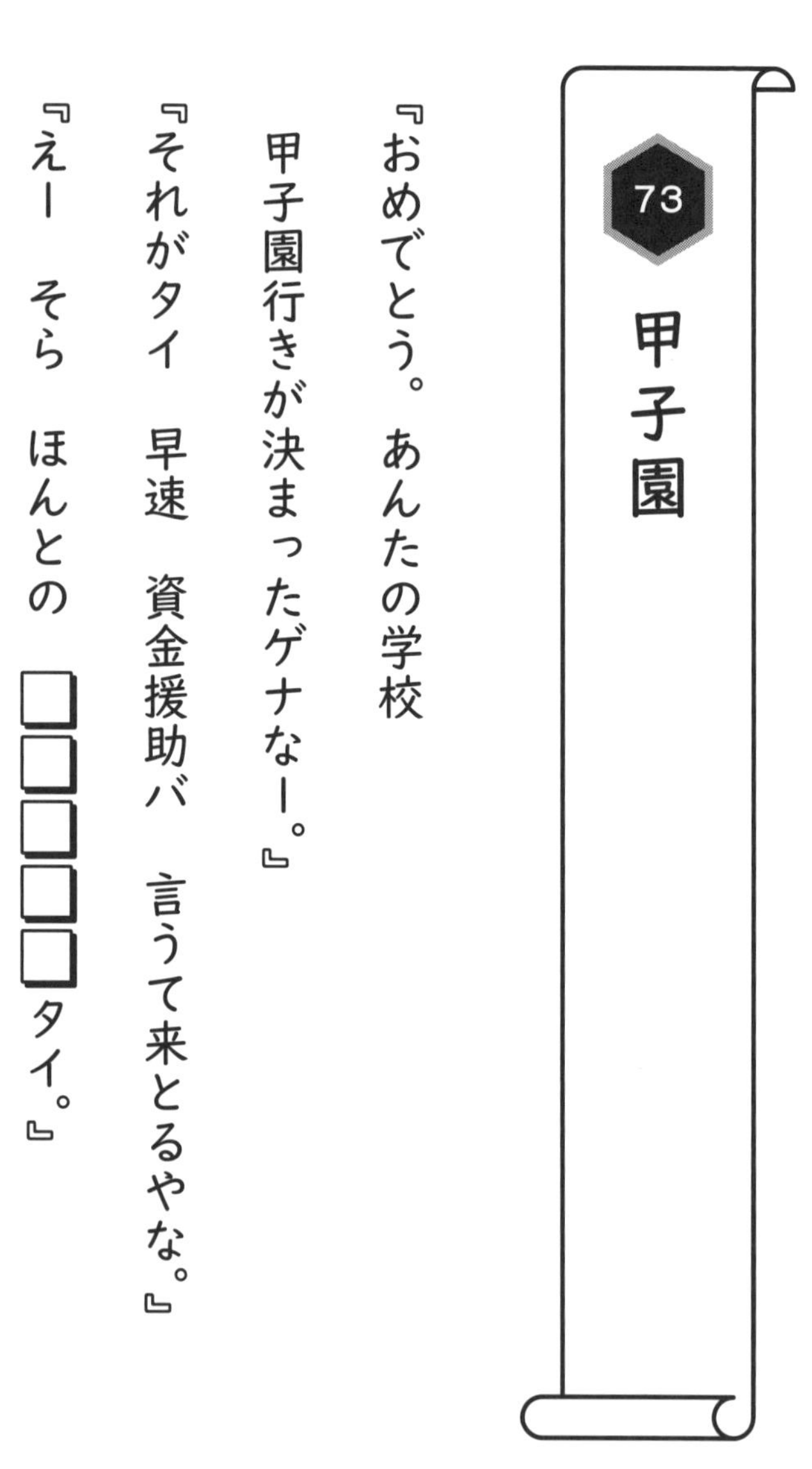

73

甲子園

『おめでとう。あんたの学校
甲子園行きが決まったゲナなー。』
『それがタイ　早速　資金援助バ　言うて来とるやな。』
『えー　そら　ほんとの□□□□□タイ。』

71の答え▶トウルイ
糖類（盗塁）

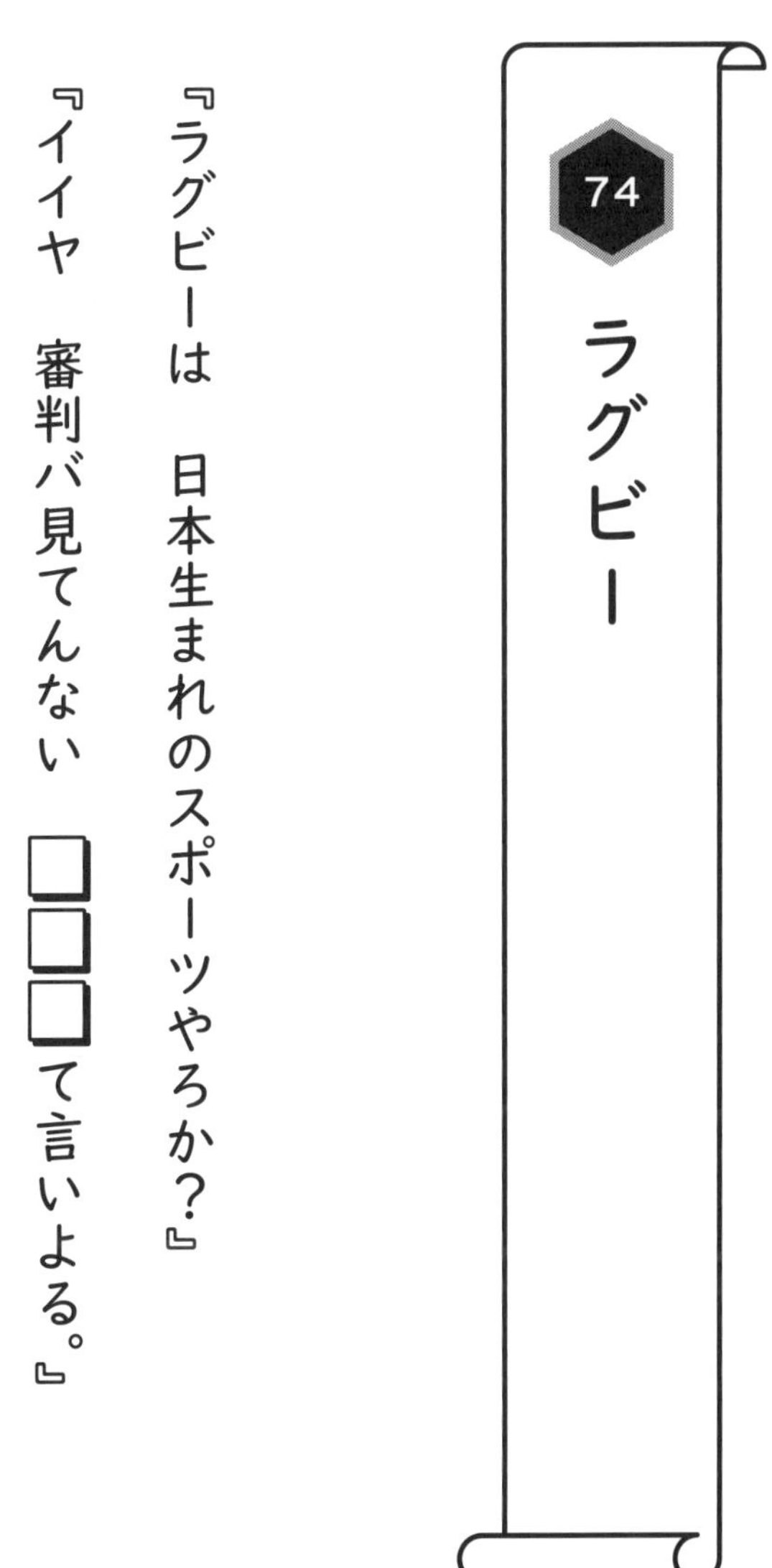

『ラグビーは　日本生まれのスポーツやろか？』
『イイヤ　審判バ見てんない　□□□て言いよる。』

72の答え▶ソ フ ト ボ ー ル
ソフトボール（祖父とボール）

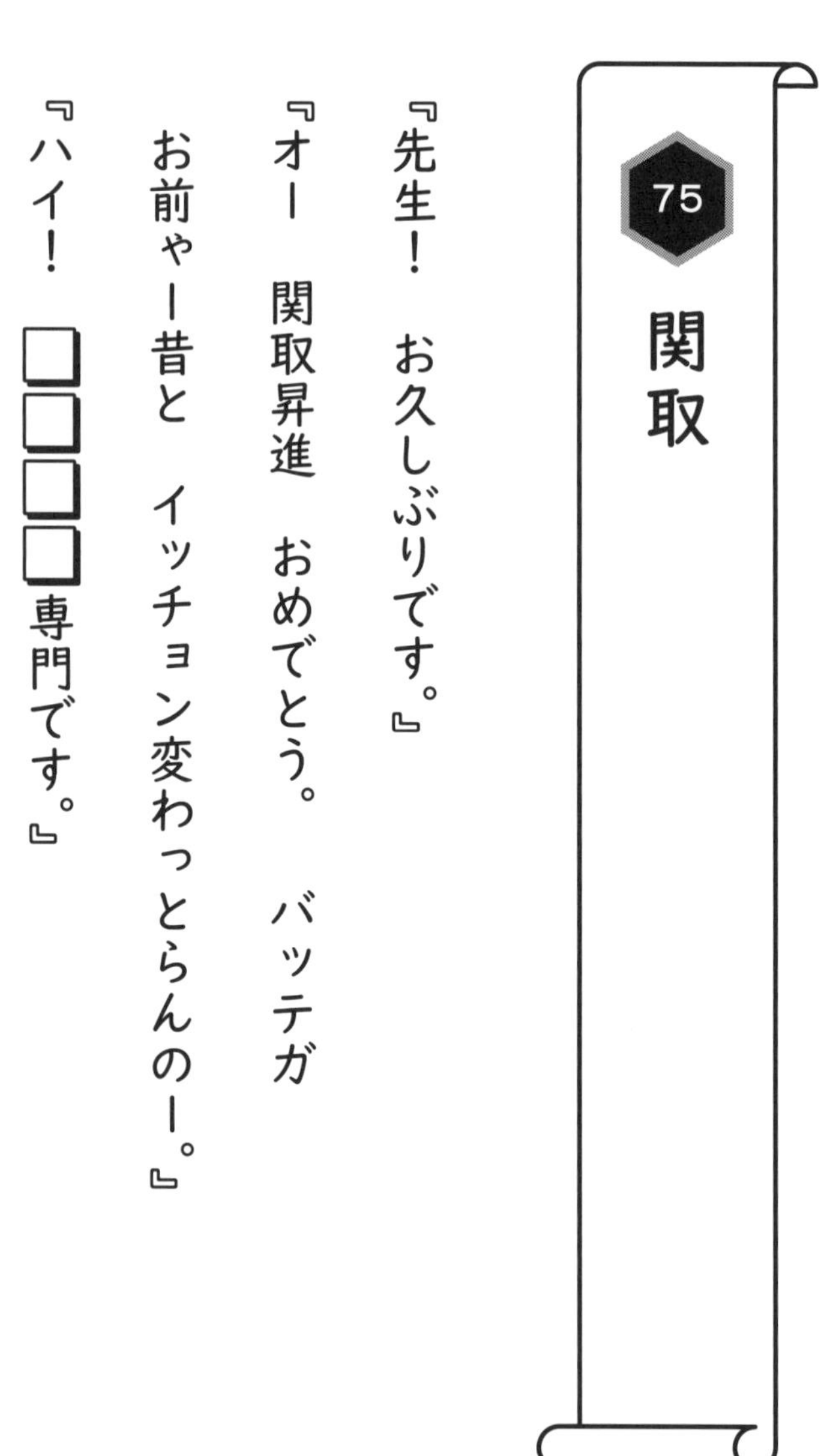

75

関取

『先生！　お久しぶりです。』

『オー　関取昇進　おめでとう。　バッテガ　お前ゃー昔と　イッチョン変わっとらんのー。』

『ハイ！　□□□□専門です。』

73の答え▶コウシエン
乞う支援（甲子園）

76

大相撲

『アラー　あの人　さっき　負けた人やないと何か勘違いしてるみたい。』
『ナシ　そげん事バ　言うとや？』
『ホラ見てごらん
下駄履いて□□□　□□□て帰りよる。』

74の答え▶ トライ
トライ（渡来）

その他

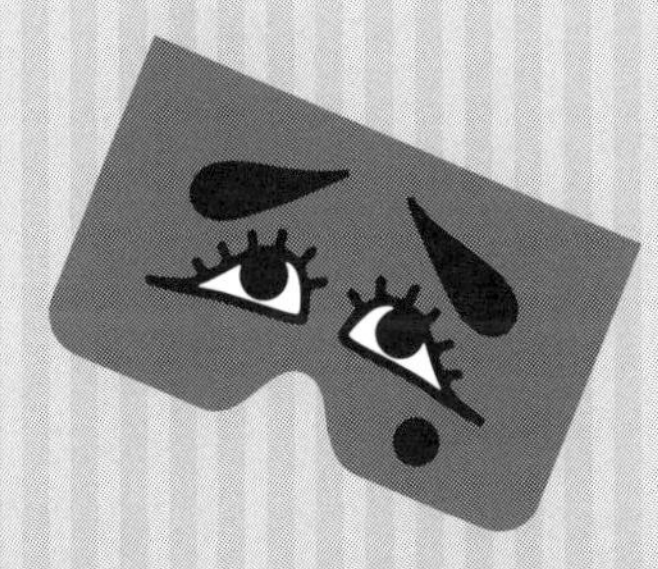

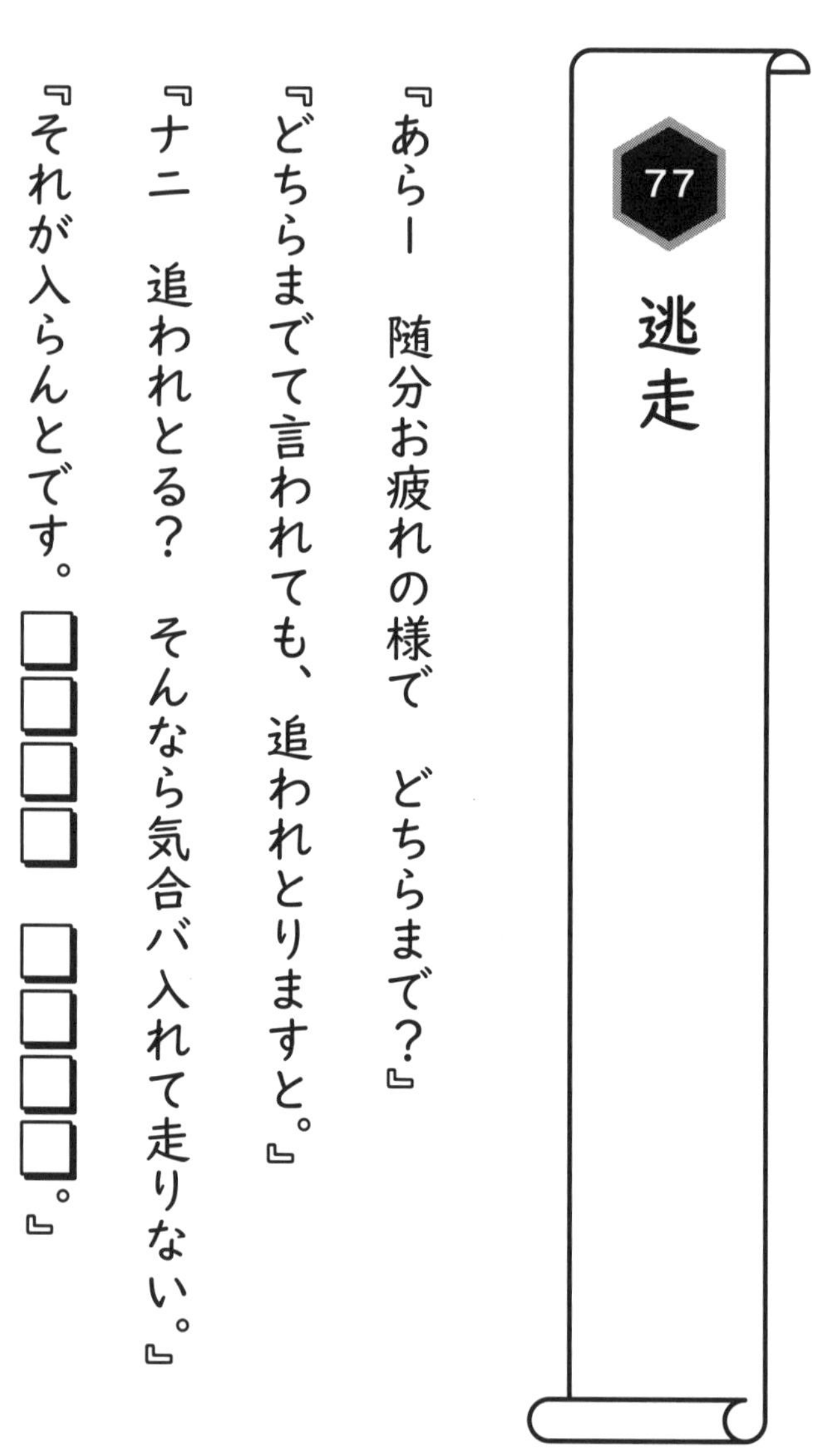

77

逃走

『あらー　随分お疲れの様で　どちらまで？』

『どちらまでて言われても、追われとりますと。』

『ナニ　追われとる？　そんなら気合バ入れて走りない。』

『それが入らんとです。□□□□　□□□□。』

75の答え▶ツッパリ

突っ張り（ツッパリ）

78

安全運転

『あんた　運転中はハンドルば
しっかり握って電話やらしたら　つまらんバイ。』
『分かっとりますクサ。□□□□ごと　しとる。』

76の答え▶ カッタ　カッタ
勝った　勝った（カッタ　カッタ）

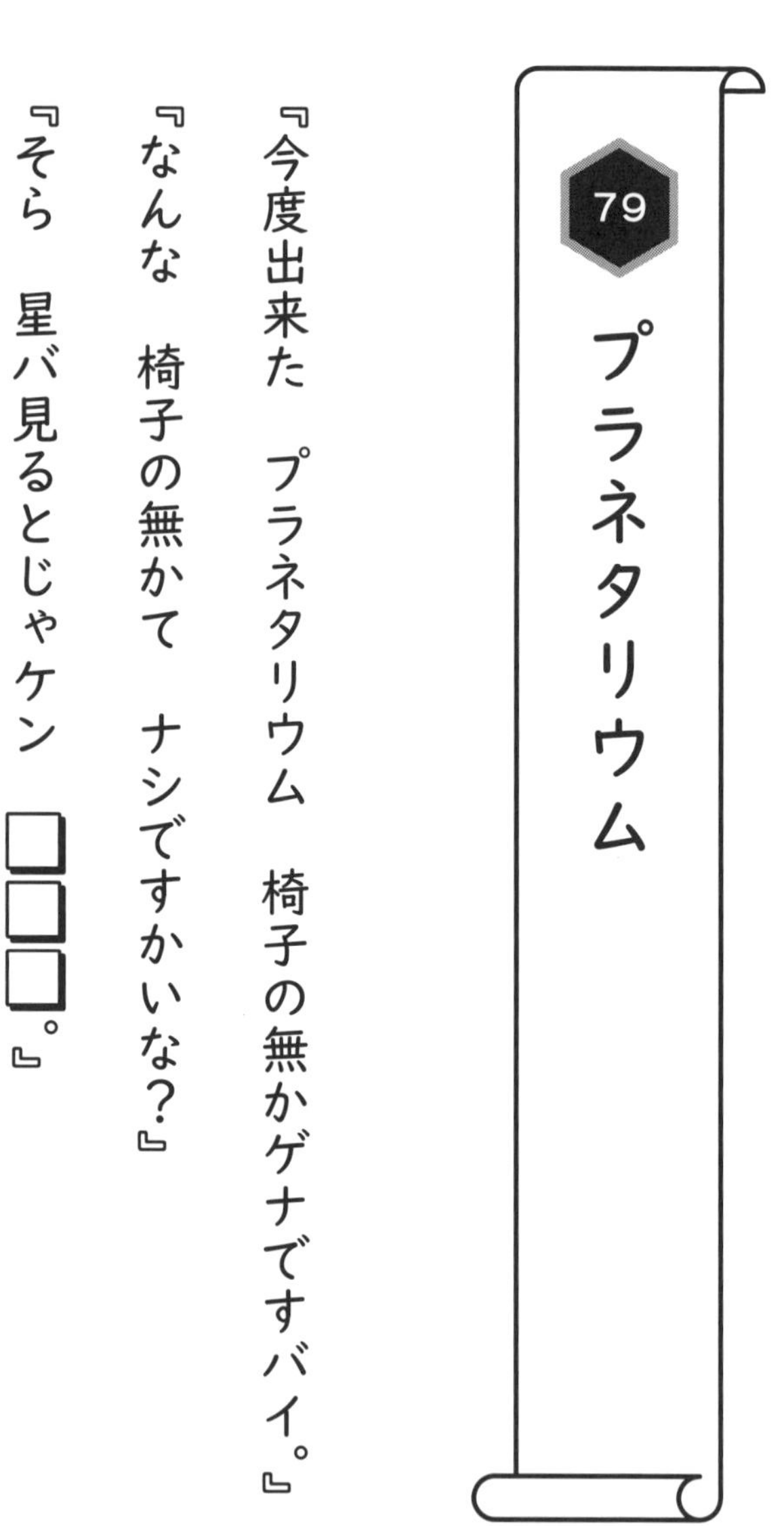

79 プラネタリウム

『今度出来た　プラネタリウム　椅子の無かゲナですバイ。』

『なんな　椅子の無かて　ナシですすかいな？』

『そら　星バ見るとじゃケン□□□。』

77の答え▶ トボトボ　トボトボ

トボトボ　トボトボ（逃亡　逃亡）

80

新型ペンシル

『ちょっと　定員さん　このペンシル　芯が動いて
えらい書きにくかとですが。』

『そやケン　言いよりまっしょうが　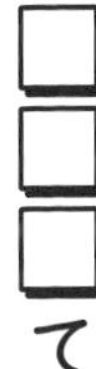て。』

78の答え▶ ハナサン
話さん（離さん）

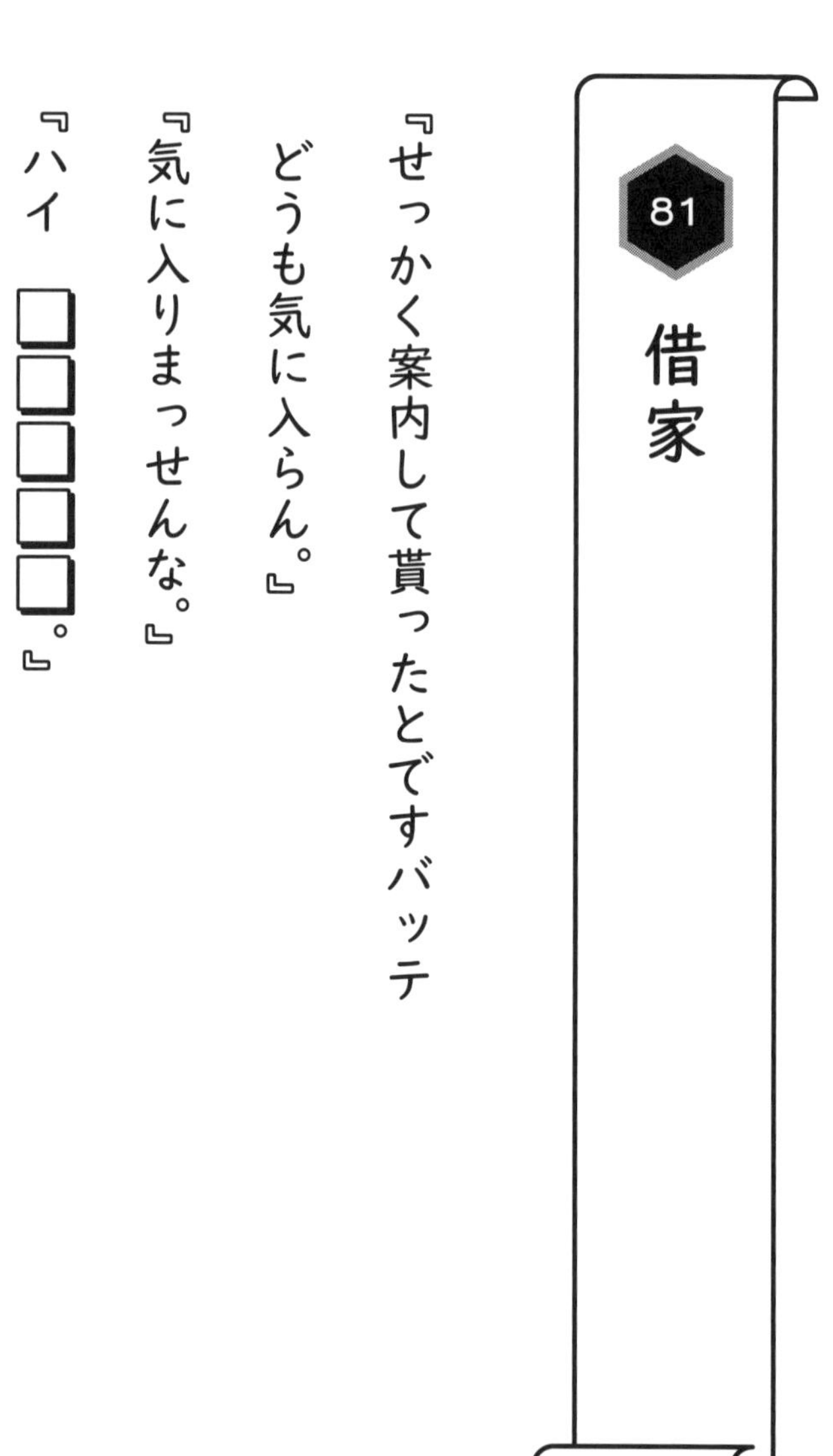

81

借家

『せっかく案内して貰ったとですバッテ
どうも気に入らん。』

『気に入りまっせんな。』

『ハイ　□□□□□。』

79の答え ▶ セ イ ザ
正座（星座）

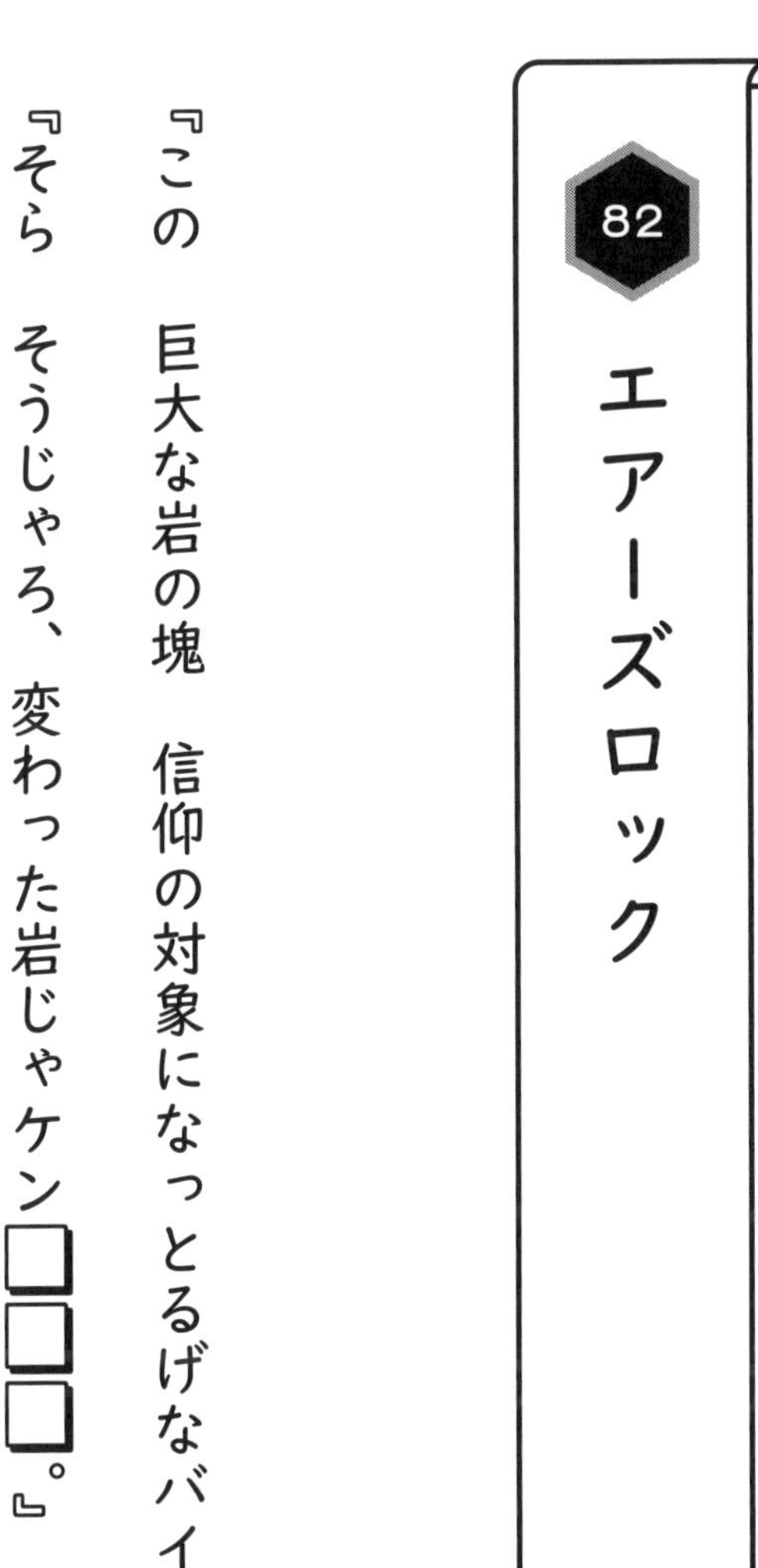

82

エアーズロック

『この　巨大な岩の塊　信仰の対象になっとるげなバイ。』

『そら　そうじゃろ、　変わった岩じゃケン□□□。』

80の答え ▶ シンガタ

芯ガタ（新型）

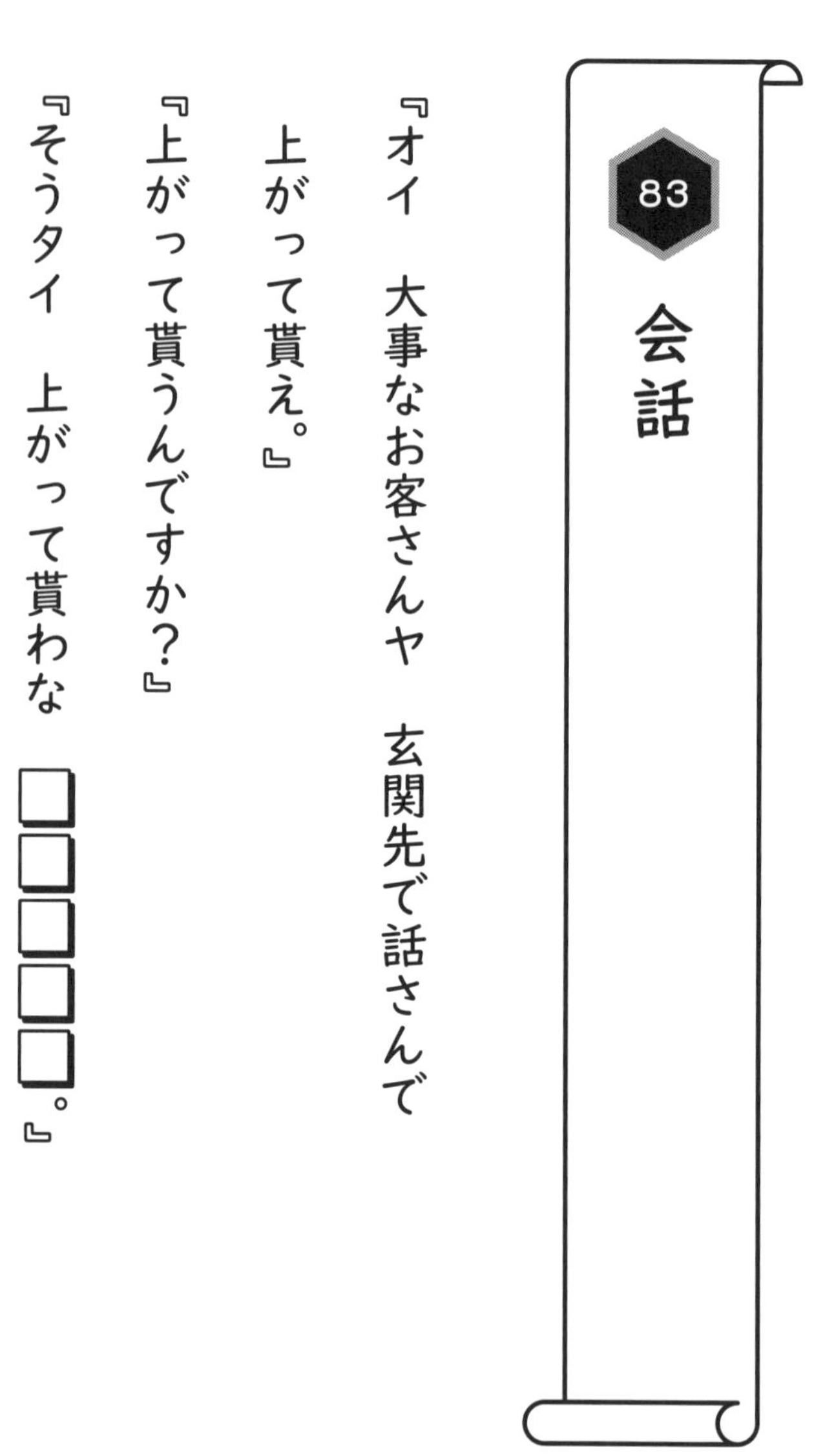

83

会話

『オイ　大事なお客さんヤ　玄関先で話さんで
上がって貰え。』
『上がって貰うんですか？』
『そうタイ　上がって貰わな　□□□□□。』

81の答え▶ スミマセン
住みません（すみません）

84

カラオケ

『最近　あたきゃー　ちょっと　太ったごと有る

カラオケの所為(せい)かな？』

『カラオケの？』

『そうタイ　行く度んびに　□□□□とる。』

82の答え▶ キ ガ ン
祈願（奇岩）

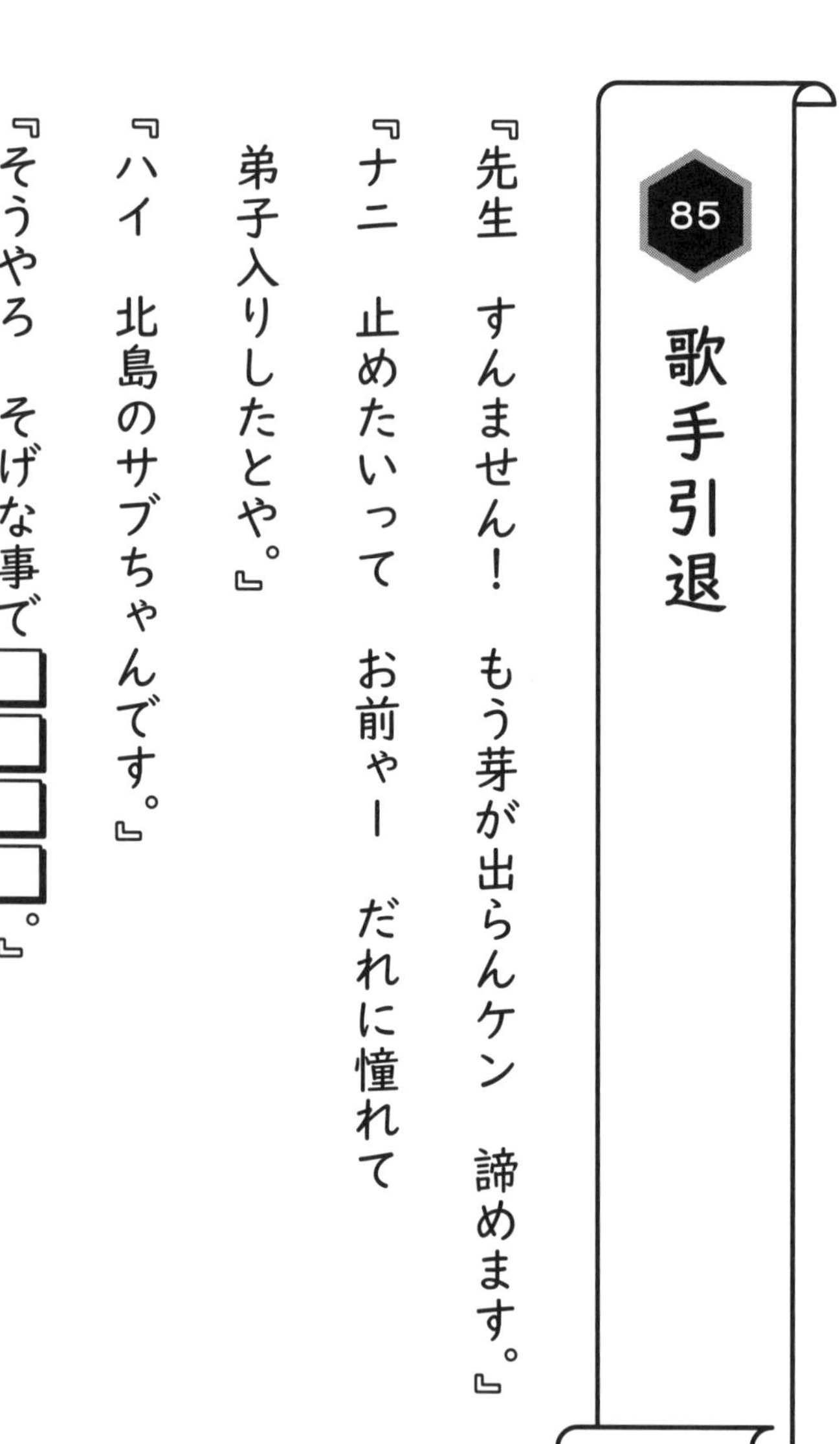

85

歌手引退

『先生　すんません！　もう芽が出らんケン　諦めます。』

『ナニ　止めたいって　お前ゃー　だれに憧れて

弟子入りしたとや。』

『ハイ　北島のサブちゃんです。』

『そうやろ　そげな事で□□□□。』

83の答え▶タチバナシ

立場無し（立ち話）

86

速度

『あなた！　其処は　走っては　イケません。』

『ナシ　走ったら　つまらんとや？』

『そら　出来るだけ　ゆっくり　ゆっくり　□□□は。』

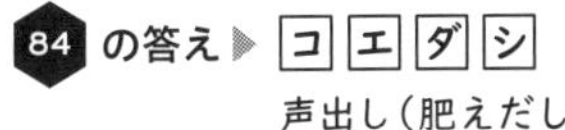
84の答え ▶ コ エ ダ シ
声出し（肥えだし）

87

質屋

『質屋と言やー　友達夫婦　思い出しますなー。』
『他人のことは言われんバッテ　よー言いよったな
質屋通いバせんでイイごと　しっかり働らきないて。』
『そうですタイ　□□□□□□。』

85の答え ▶ エ エ ン カ
エエンか（演歌）

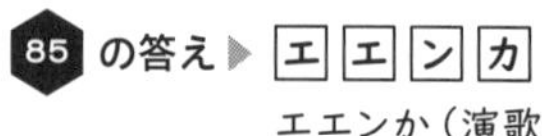

88

回覧板

『あなた！　町内の役職に就いたトタンに
朝帰りしとりますが　どうゆう事ですな？』
『そら　町内の事じゃケン□□□□□□も有る。』

86 の答え ▶ ロ ウ カ
老化（廊下）

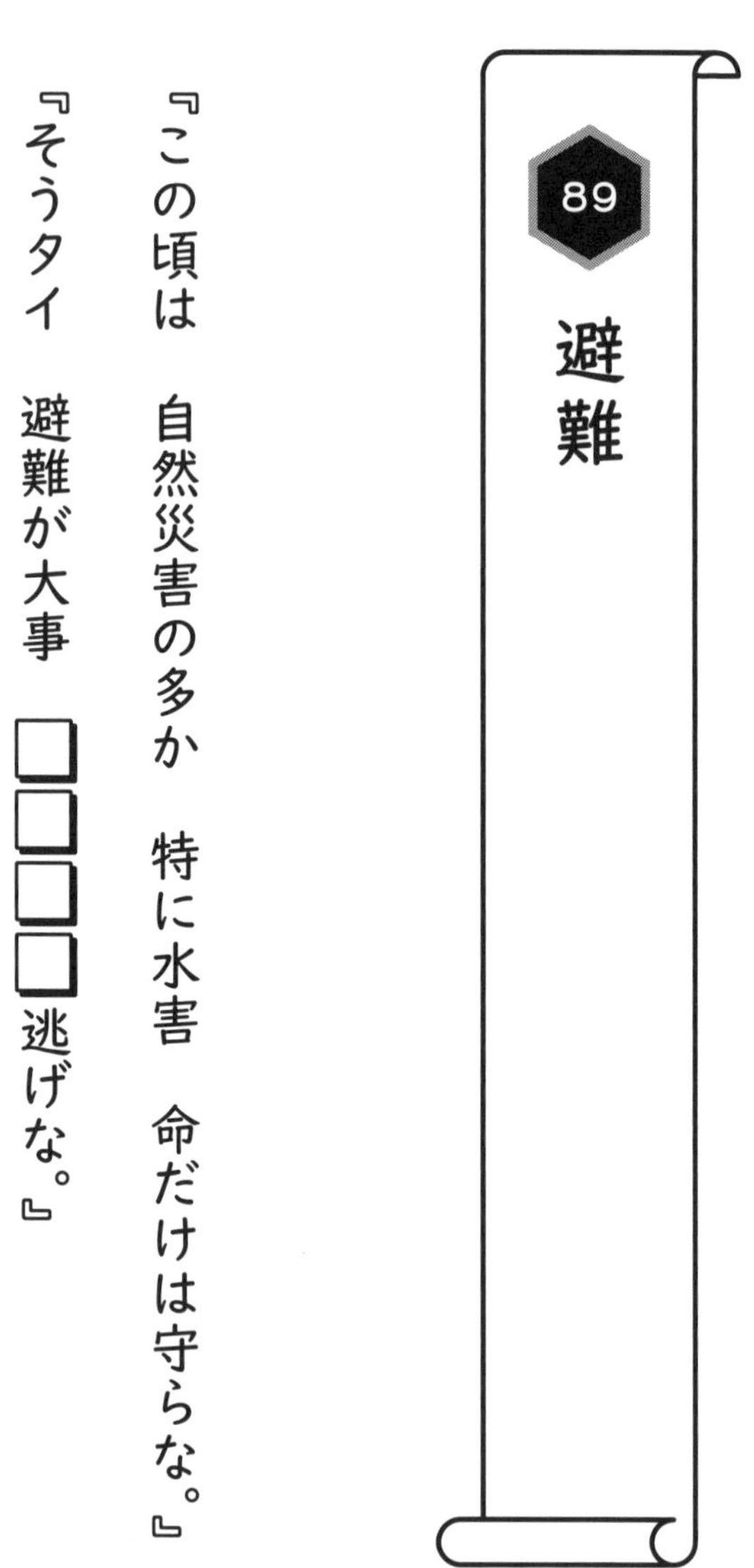

89 避難

『この頃は　自然災害の多か　特に水害　命だけは守らな。』

『そうタイ　避難が大事　□□□□逃げな。』

87 の答え ▶ マズシカッタ

まず叱った（貧しかった）

90

物件

『お探しの物件！　こちら田園調布
高台の一等地で御座います。　展望も最高　価格も最高！
如何でしょうか？』
『気に入ったバイ。決めた。』
『ウワー　□□□□□。』

88の答え▶ カ エ ラ ン バ ン
帰らん晩（回覧板）

91

緑のおばさん

『あらー　この暑い中　帽子も被らんで
子供たちの交通安全　ご苦労さんです。』
『ハイ！　□□□　せん事しとります。』

89 の答え ▶ ミ ズ カ ラ
自ら（水から）

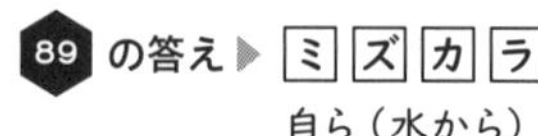

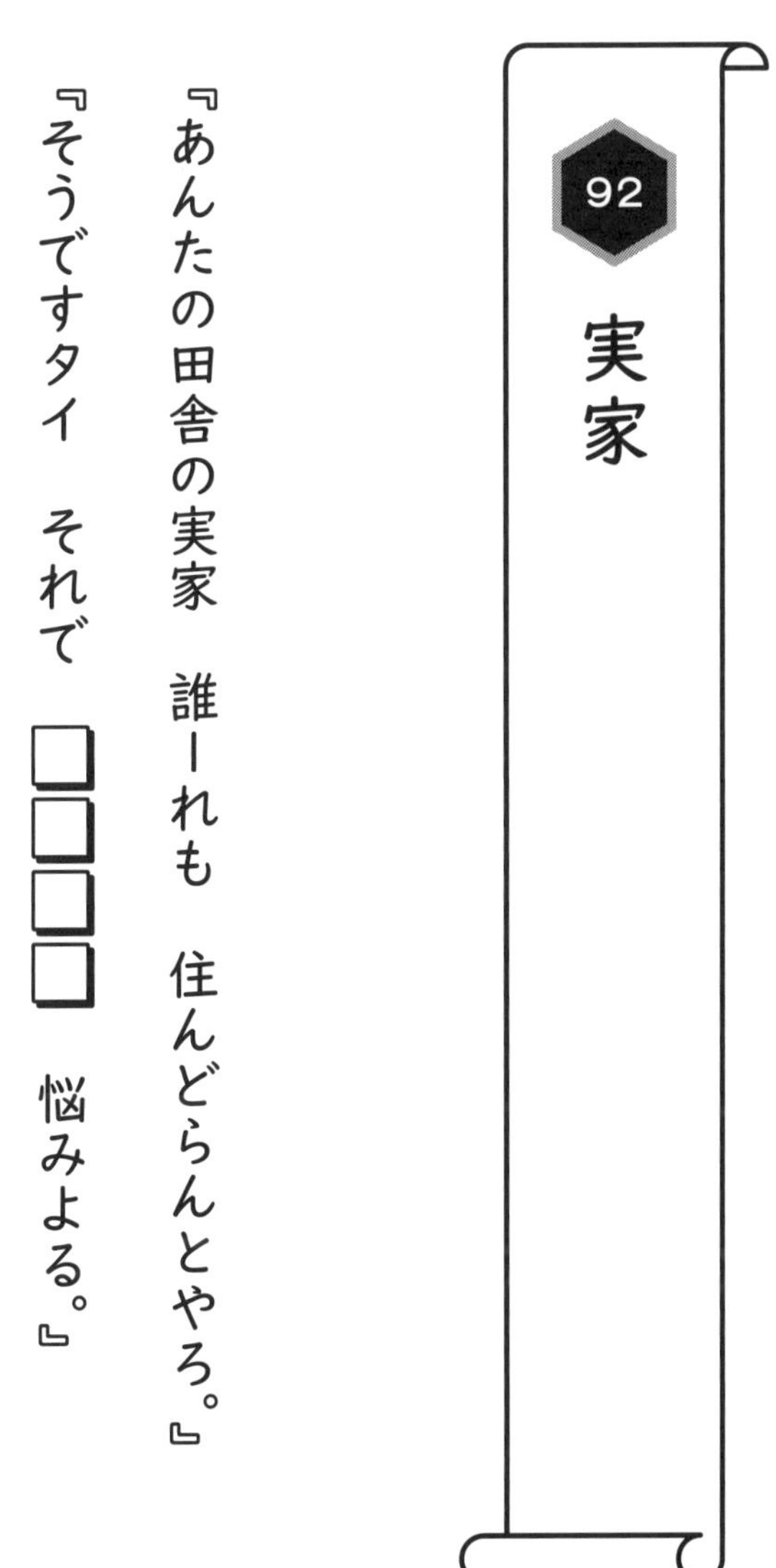

92 実家

『あんたの田舎の実家　誰ーれも　住んどらんとやろ。』

『そうですタイ　それで　□□□□　悩みよる。』

90の答え▶ リ ッ チ イ ー

リッチー（立地イー）

93

オーケストラ

『コラー　そこのラッパ組　音の出とらんぞ。
ちゃんと吹いとるか？』
『ハイ！　今　丁寧に　□□□□ます。』

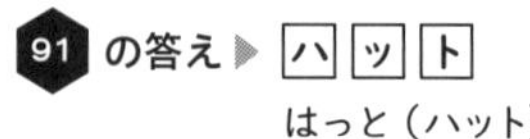
91の答え▶ハ ッ ト
はっと（ハット）

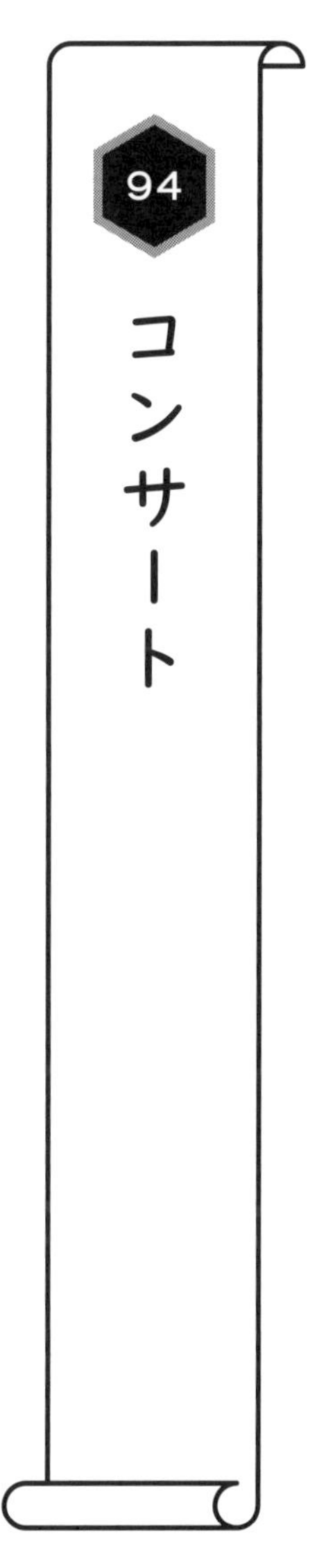

『あんた！　趣味が　クラシック鑑賞て　聞いとったが
今でもコンサート　行きよるな？』
『それがタイ　行きよらんと　今は生活が□□□□□。』

92 の答え▶ カ ソ ウ カ
貸そうか（過疎化）

95 お婆ちゃん　お爺ちゃん

『あら　お婆ちゃんは　どこへ？』
『お婆ちゃんは　散髪で　□□□□。』
『お爺ちゃんは？』
『お爺ちゃんは　夏を惜しんで　公園の木に
しがみついて□□□□鳴きよる。』

93の答え ▶ フ イ ト リ
拭いとり（吹いとり）

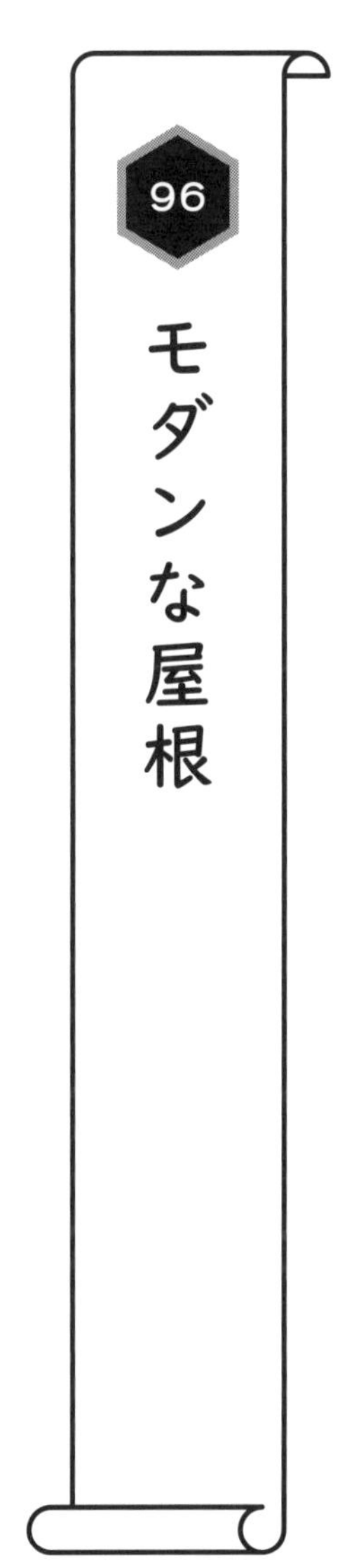

96 モダンな屋根

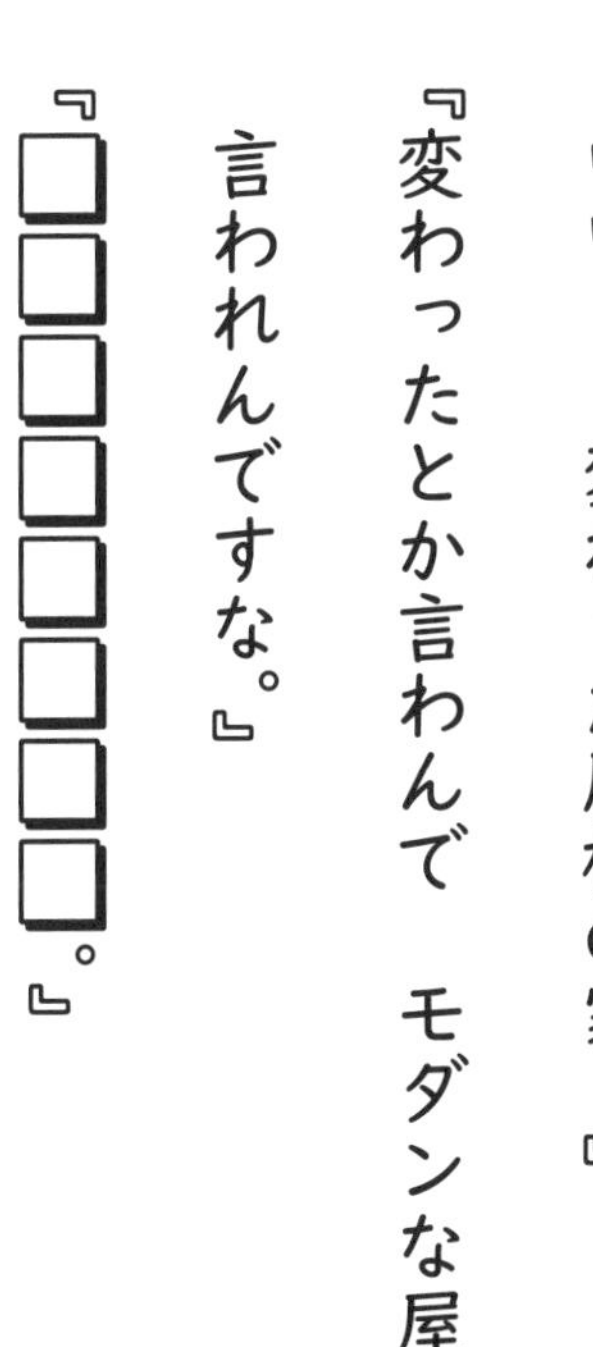

『ウワー　変わった屋根の家！』

『変わったとか言わんで　モダンな屋根の家て
言われんですな。』

『□□□□□□□□。』

94の答え▶ ク ラ シ ッ ク
暮らし苦（クラシック）

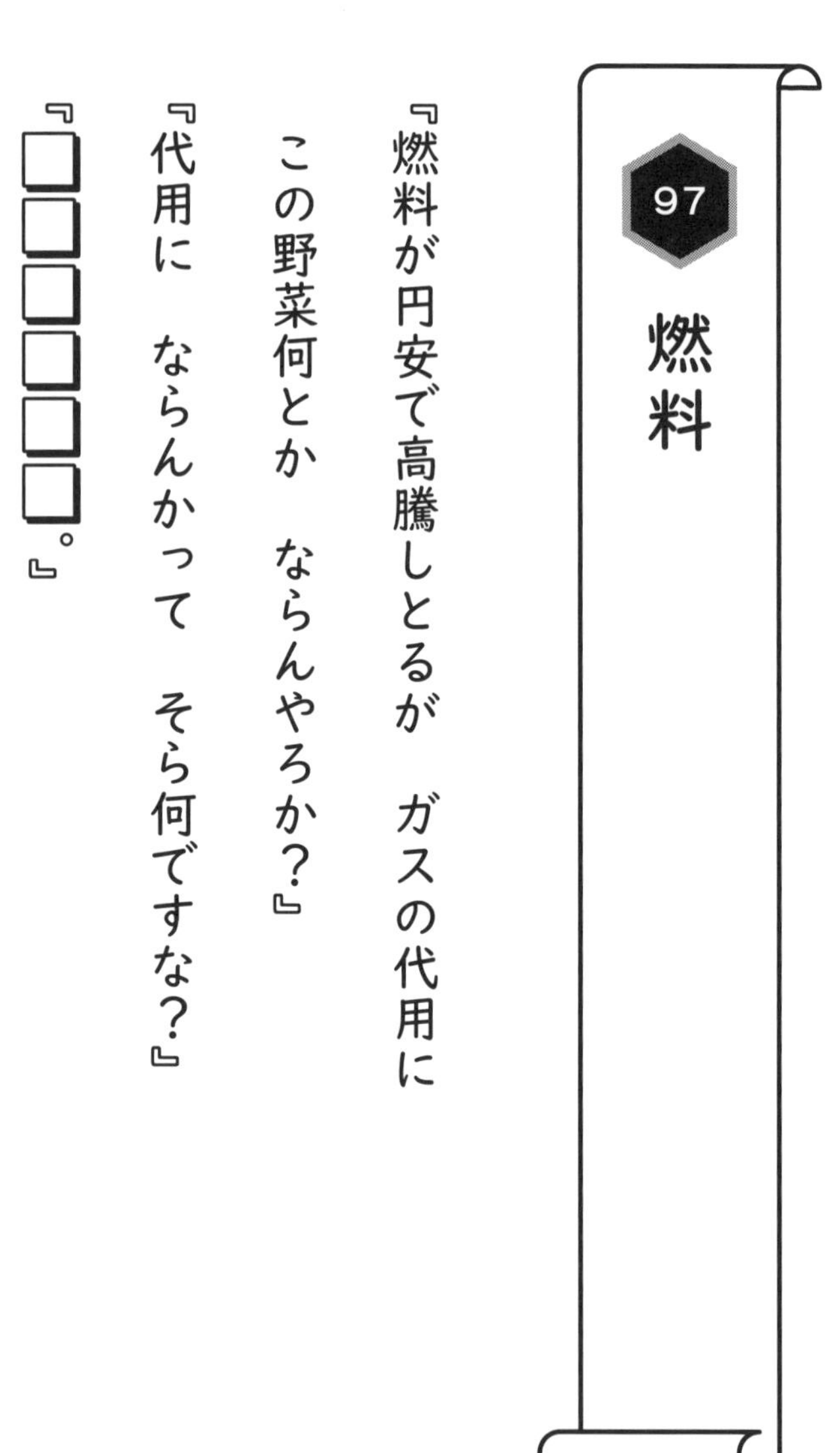

『燃料が円安で高騰しとるが　ガスの代用に
この野菜何とか　ならんやろか？』
『代用に　ならんかって　そら何ですな？』
『□□□□□□。』

95の答え▶ バ ー バ ー　ジ ー ジ ー
バーバー　ジージー（婆ー婆ー　爺ー爺ー）

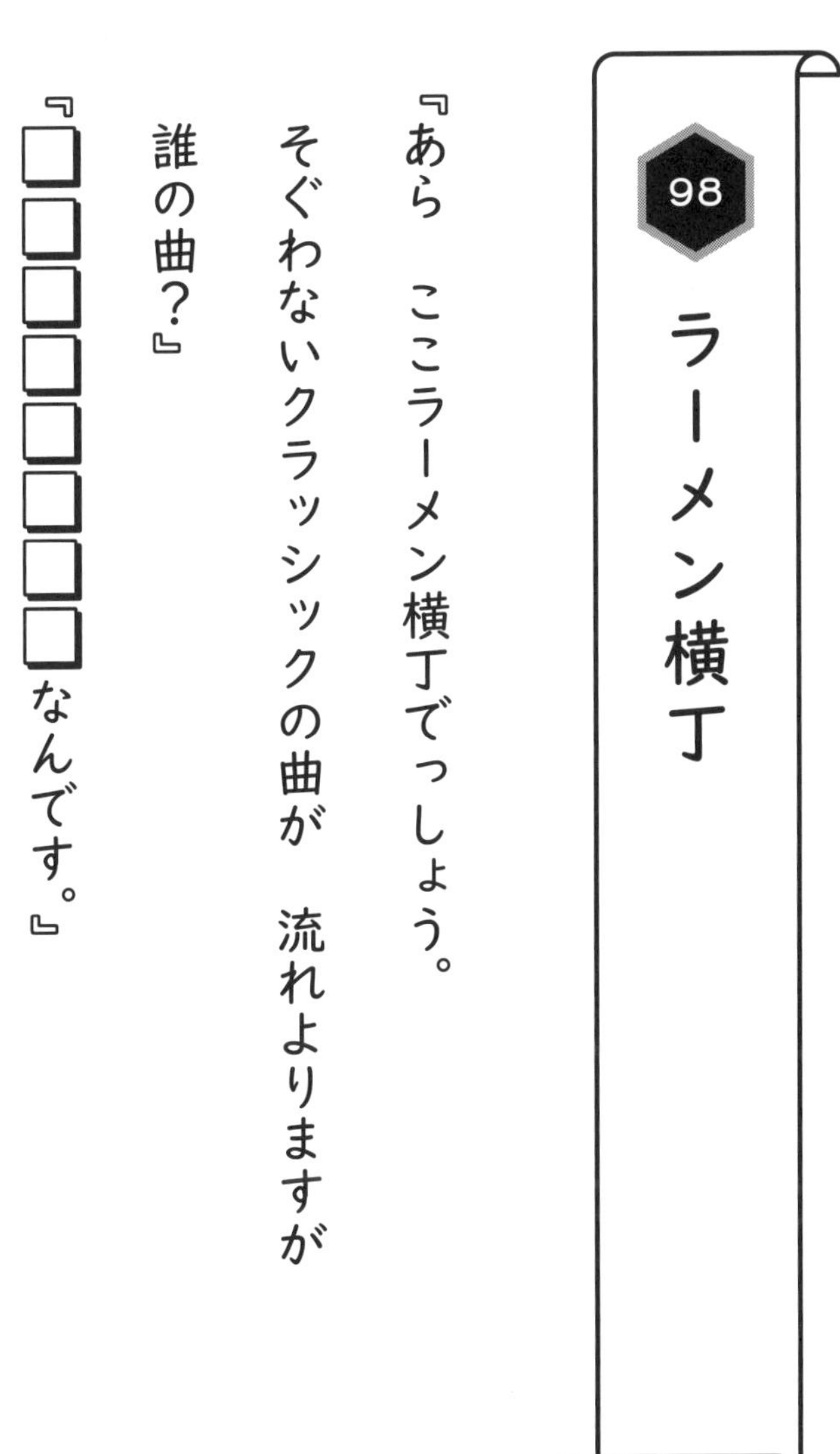

98 ラーメン横丁

『あら　ここラーメン横丁でっしょう。
そぐわないクラッシックの曲が　流れよりますが
誰の曲？』

『□□□□□□□□なんです。』

96の答え ▶ モ ウ ダ ン ナ イ ヤ ネ
もう旦那イヤネ（モダンな屋根）

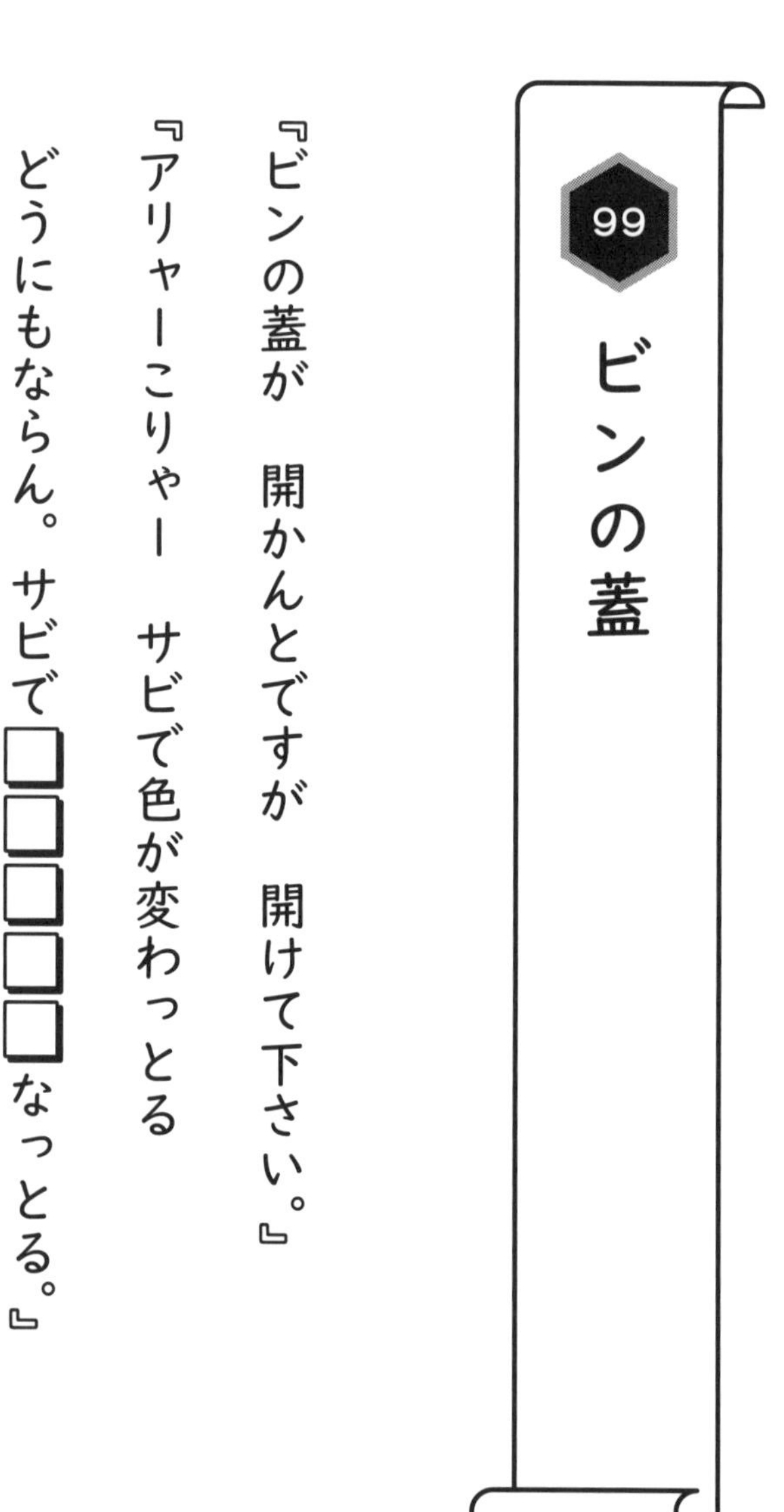

99 ビンの蓋

『ビンの蓋が　開かんとですが　開けて下さい。』

『アリャーこりゃー　サビで色が変わっとる

どうにもならん。サビで□□□□□なっとる。』

97 の答え ▶ アスパラガス

アスパラガス（明日からガス）

100

名産品

『博多にゃー〝辛子めんたい〟の他ィ
もう一つ　良か〝めんたい〟の有ると　知っとるな。』
『へー　良か〝めんたい〟が、もう一つ有る？　何な？』
『そらー　博多にわか□□□□。』

98の答え▶ メンデルスゾーン
メンデルスゾーン（麺出るすゾーン）

“にわか”が在るケン 博多タイ！

“博多にわか”の本質は
“笑い”である。

『笑いは　心のオアシス。
笑いは　命の泉。』

【博多にわか爆笑会】
https://3ztnd.hp.peraichi.com/

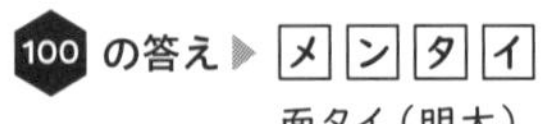

面タイ（明太）

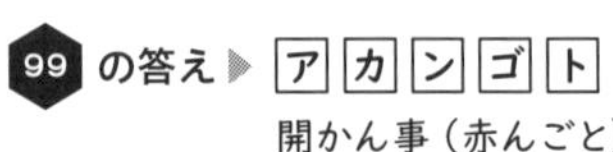

開かん事（赤んごと）

お菊ばあちゃん（中村 春菊）

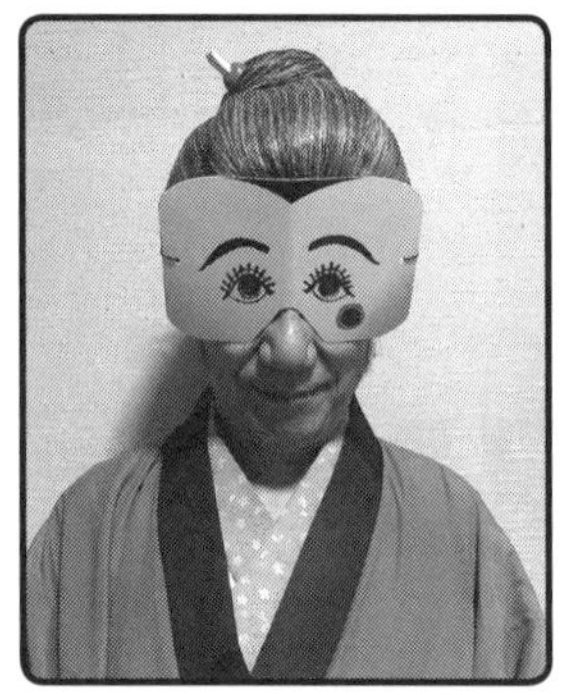

1951年　福岡県生まれ　“博多にわか爆笑会”代表

脳トレ100題　博多一口にわか

2023年11月10日　第1刷発行

著　者　博多（はかた）にわか爆笑会（ばくしょうかい）　中村春菊（なかむらしゅんぎく）

発行者　太田宏司郎

発行所　株式会社パレード

大阪本社　〒530-0021　大阪府大阪市北区浮田1-1-8
TEL 06-6485-0766　FAX 06-6485-0767

東京支社　〒151-0051　東京都渋谷区千駄ヶ谷2-10-7
TEL 03-5413-3285　FAX 03-5413-3286

https://books.parade.co.jp

発売元　株式会社星雲社（共同出版社・流通責任出版社）
〒112-0005　東京都文京区水道1-3-30
TEL 03-3868-3275　FAX 03-3868-6588

装　幀　藤山めぐみ（PARADE Inc.）

印刷所　中央精版印刷株式会社

ISBN 978-4-434-32867-1　C0076